本草文献十八讲

王家葵 著

中华书局

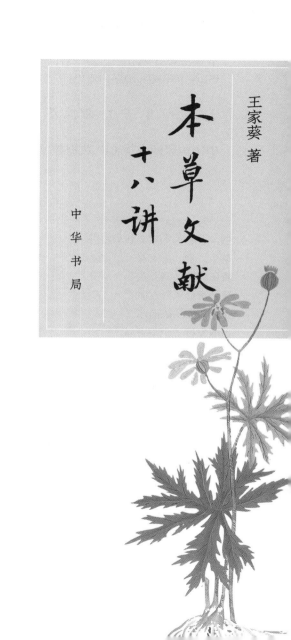

图书在版编目（CIP）数据

本草文献十八讲/王家葵著. —北京:中华书局,2024.10
ISBN 978-7-101-16630-9

Ⅰ.本… Ⅱ.王… Ⅲ.本草-文献-研究 Ⅳ.R281.3

中国国家版本馆 CIP 数据核字（2024）第 100482 号

书　　名	本草文献十八讲
著　　者	王家葵
责任编辑	马　燕
装帧设计	刘　丽
责任印制	陈丽娜
出版发行	中华书局
	（北京市丰台区太平桥西里 38 号　100073）
	http://www.zhbc.com.cn
	E-mail:zhbc@ zhbc.com.cn
印　　刷	天津裕同印刷有限公司
版　　次	2024 年 10 月第 1 版
	2024 年 10 月第 1 次印刷
规　　格	开本/787×1092 毫米　1/32
	印张 9¼　插页 2　字数 150 千字
印　　数	1—5000 册
国际书号	ISBN 978-7-101-16630-9
定　　价	68.00 元

目　录

者之闻见。

原理，总结药物作用规律，是"药效学"的滥觞。

足以备一家之言。

传统本草学研究的三个方面（代前言）

"本草"是古代药物学的专名，尤其用来特指本草书籍，著名者如《神农本草经》《新修本草》《本草纲目》等。本草学作为一个学科大约从20世纪60年代开始，日本富山医科药科大学和汉药研究所教授难波恒雄博士提出以herbology为本草学命名；后来台湾中国医药学院中国医药研究所那琦博士认为用pentsaology更加恰当，他所著的《本草学》[①]即以Pents'aology为英文名；稍晚大陆亦有黄胜白、陈重明同名著作问世[②]。

传统本草学当然属于药学学科，但与历史学、文献学有千丝万缕的联系，横跨自然科学与人文科学，其研究范围大约包括本草历史、本草文献、本草药物三个方面，简言之即

---

① 那琦《本草学》，台湾中国医药研究所，1976年。
② 黄胜白、陈重明编著《本草学》，南京工学院出版社，1988年。

是本草史、本草书、本草药。

一　传统本草的历史学研究

本草史是医学史的一个分支，医学史又是科学史的一部分，而科学史只是广义历史学科中的一个小门类。既然属于历史学，当然可以运用历史学的方法去描述本草学术之发展演进过程，推考其影响因素。

（一）本草学之萌芽

追溯历史，搜集食物更早于寻觅药物，《淮南子·修务训》说："（神农）尝百草之滋味，水泉之甘苦，令民知所辟就，当此之时，一日而遇七十毒。"这是先民觅食的真实写照。

药物起源于人类有意识的觅药行为。不妨设想一个场景，"神农"在辨识草木滋味水泉甘苦过程中，遇到一种叶大型根黄色的植物，尝试以后，不仅滋味不佳，而且出现严重腹泻，这种被命名为"大黄"的植物当然就被作为"毒"口耳相传了。直到有一次，部落成员抱怨几天不能大便，神农回想起"大黄"的"毒"，于是建议病人少量尝试，结果各种不舒适随即消失，由此推测出大黄能够"荡涤肠胃，推陈致新"，药物治疗学由此诞生。所以晚出的药物著作托名神农，固然出于"尊古贱今"的原因，但特别选中神农也非偶然。

《尚书·说命》说"药弗瞑眩，厥疾弗瘳"，药要让病人到头晕目眩的状态才谈得上治疗，由此推断当时所用药物多数有毒，《周礼·天官》言"聚毒药以共医事"，所谓"毒药"，与《淮南子》中神农所遭遇的"七十毒"一脉相承。正因为此，《礼记》规定"君有疾饮药，臣先尝之，亲有疾饮药，子先尝之"，其实是出于安全考虑。

马王堆汉墓出土的《五十二病方》《养生方》涉及四百多种药物，出现频率比较高的是乌头类的乌喙、乌头等，所含乌头碱就可能让病人达到"瞑眩"状态。安徽阜阳出土的西汉简《万物》，记载了一百多种药物名字和功效，说乌喙令人"走及奔马"，其记述形式与《神农本草经》有很大的差距。从秦汉之际的《五十二病方》到西汉中期《万物》简，可见当时药物治疗水平非常低下，用药存在较大的风险，本草学尚处于萌芽阶段。

（二）东汉早期至清末民初

这一阶段是传统本草学鼎盛时期。药学著作是药物使用经验的积累和总结，从东汉早期《治百病方》（武威医简）到汉末《伤寒杂病论》，随着方剂学的发展，《神农本草经》之类的本草著作应运而生。

《神农本草经》分总论（序录）与各论（药物具体内容）两部分，总论把药性总论概括为十三条，各论记述三百六十五种药物的性味、功效、主治等，是秦汉以来临床药学实践的总结。总论各论的写作体例不见于秦汉以前的各类著作，是一种难得的创新，且被后世继承。序录不长，但作为药学通论，却是开创性的。不仅古代本草循此体例，现代药物学也以同样的思路进行编撰。所以《神农本草经》的出现，标志着本草学的成熟。此后一千八百余年间的本草著作，一直沿用类似体例。

本草历史背后的思想史问题值得重视。如《神农本草经》将药物按上品、中品、下品分类，强调上药为君，处方中"君药"具有唯一性，以上、中、下三品分别对应天、地、人，这些都是儒家思想的反映，有官方政治的烙印。正因为此，唐代才有可能由政府出面，组织编修出第一部具有国家药典性质的《新修本草》。

北宋时期医学的政治象征意义更强，政府不仅开设校正医书局，校勘医经、修订本草，宋徽宗还亲自撰写《圣济经》，对医药学问题发表意见。宋儒理学渗透到医学领域，在本草而言即是所谓的"法象药理"，"儒医"们将药物的外在（物化）特征与他们自以为的"宇宙规律"互相印证，以此解释药物的作用，并用来指导具体应用。

从药物学体系的知识构成来看，除早期治疗经验积累外，神仙方士虽然主要从事修仙长生事业，同时也参与医学活动，他们关于矿物、植物、动物的认识渗入进来，成为本草学术的另一项来源。《神农本草经》所载三百六十五味药物中，近半数提到久服可以令人"轻身不老"，这是汉代崇尚服食的真实写照，可见《古诗十九首》言"服食求神仙，多为药所误"，不为无因。《本草》说"丹砂能化为汞"，又说"水银熔化还复为丹"，则是炼丹术的影子。由此我们可以理解，葛洪、陶弘景以道教大宗师身份从事医药活动，其实是他们宗教信仰的一部分；真实的孙思邈或许也是一位这样的医药家，青史留名以后，则被贴上"药王"的标签。

中外交流也是学科史研究的重要内容。早期外来药物引入中原，如葡萄、苜蓿、红蓝花之类多归在张骞名下；沉香、木香、鸡舌香等香药贸易恐与佛教有密切关系。相对于具体药物研究，对药学思想的传入与输出关注度远远不够，比如泛药论、长生药、万灵药、强壮剂的文化起源，皆有深入讨论的必要。明代以来西方近代科学观念与本土格物思维发生碰撞，其在本草领域之影响，更是需要认真检视的话题。

历史人物当然是历史研究的重要对象，但传统史学对科技人物重视不够，传记资料简略，如苏敬、唐慎微、寇宗奭等，史书皆付阙如，留下的零星材料，很难还原他们的生平。此外，散见于墓志、绘画、诗词、戏曲、笔记，乃至法律文书中的信息，也能揭示古代药学从业人员的工作细节，补充正史之不足。

（三）现代中药学

20世纪20年代初陈克恢博士报告麻黄碱药理活性，这是中药现代研究的发端，其影响不能小视；稍晚中西医论争提出"废医存药"的口号，所谓"国药有效可存"，即依据于此。后来国医学校成立，基本采用中西合璧的教育体系，传统本草学变身为中药学，1960年全国统编教材《中药学》出版，广义的本草历史揭开新篇章。

中药学作为一级学科，分化出许多分支学科，如中药资源学、中药栽培学、中药鉴定学、中药药理学、中药炮制学、中药制剂学、中药化学、临床中药学等，传统本草学则逐渐退隐幕后。

二　传统本草的文献学研究

本草文献研究是文献学的一个分支，特指对本草书的研究。版本流变、辑复校勘，皆文献学研究题中之应有，精专之论已多[①]，兹简要介绍。

（一）本草书的分类

从本草学发展沿革来看，本草书可概分为主流本草、本草旁系、子孙本草三类，此外还有少数借用本草书名或题材的非本草著作。

---

① 　龙伯坚编著《现存本草书录》，人民卫生出版社，1957年；［日］冈西为人《本草概说》，创元社，1977年；尚志钧、林乾良、郑金生《历代中药文献精华》，科学技术文献出版社，1989年。

1.主流本草

魏晋时期，《神农本草经》已经衍生出若干形态各异的传本，因此，陶弘景乃以此为基础，又从《名医别录》中选取三百六十五种药与《本经》合编，撰成《本草经集注》七卷。由此确立《神农本草经》在本草学术上"开山鼻祖"的地位，后世主流本草皆循此轨迹发展。

陶弘景所撰《本草经集注》，不仅是本草学术的里程碑，在文献学上也具有"标本"意义。所谓"集注"，是集诸家注解于一书的意思。颜师古《汉书叙例》说："《汉书》旧无注解，唯服虔、应劭等各为音义，自别施行。至典午中朝，爰有晋灼，集为一部，凡十四卷，又颇以意增益，时辩前人当否，号曰'汉书集注'。"这大约是"集注"体例的滥觞，但《汉书集注》早已失传，陶弘景的《本草经集注》便是此类著作存世年代最早者。

唐高宗显庆二年（657）右监门府长史苏敬上表请求修订本草，此后朝廷成立一支阵容强大的队伍，专门负责纂修事宜，两年以后完成《新修本草》，颁布天下。《新修本草》其实是《本草经集注》的修订本，尽管苏敬对陶弘景多有批评，但陶弘景原书仍几乎完整地包含在《新修本草》之中。这是官方首次介入本草领域，其示范作用影响后世。

《嘉祐本草》《本草图经》及其以前的本草皆已亡佚，但其主体内容通过《证类本草》保存下来。本书由活动在北宋后期的蜀中医生唐慎微完成。他将《嘉祐本草》与《本草图经》合编在一起，又在具体药物条目下增补本草方书以及经史文献中的相关内容。《证类本草》无愧本草文献之渊薮，因为将本草学术与主流文化联系在一起，还成为非专业人士获取本草乃至博物学知识的主要来源。比如陆游《闲咏园中草木》说："绿侵小径蝶衣草，青络疏篱鬼带藤。未暇开编寻本草，且将名品问山僧。"其所翻检披阅者，大约就是《证类本草》。直到明代《本草纲目》问世，才取代《证类本草》成为文人必备的"百科全书"。

李时珍所撰《本草纲目》是本草学术集大成之作，改变从《本草经集注》以来"滚雪球"的撰写模式，条列纲目、释名、集解、正误、发明诸项，前人意见尽量保留，个人见解也和盘托出，王世贞序称此书"博而不繁，详而有要，综核究竟，直窥渊海，兹岂仅以医书觏哉？实性理之精微，格物之通典，帝王之秘箓，臣民之重宝也"，确非过誉。

此外，宋代寇宗奭撰《本草衍义》，以随笔形式发表自己对《嘉祐本草》《本草图经》的批评意见，本来属于本草旁系中的笔记杂说一类，但因学术价值极高，通常又附刻在《政和证类本草》中，所以也成为主流。明代陈嘉谟《本草蒙筌》乃是训蒙之作，采用骈文体便于初学记诵，属于本草旁系中的普及类，因其成书在《本草纲目》之前，影响巨大，通常也作为主流。

2.本草旁系

主流本草都是综合性大型本草著作，内容涵盖药学学科的各个方面，旁系则是主流之补充，以专题本草为主。

资源类本草。早期有《桐君采药录》"说其花叶形色"，《南方草木状》专记岭南物种，也概述形态、生态、功用。五代时期《海药本草》收载外来药物，反映中外交流；宋代《履巉岩本草》是现存最早的彩绘植物图谱，描绘杭州慈云岭一带的物种，可以视为一部小型"临安植物志"；明代《滇南本草》记录云南地方物种；《救荒本草》虽借用本草之名，实际是一部"荒年可食植物手册"，也因此详细描述植株，并有写生图绘，便于按图搜寻。《植物名实图考》是古代植物学集大成之作，作者吴其濬走出书斋，实地调研考察，澄清名实，纠正前人偏谬，为稍后兴起的现代植物分类学之引入打下良好的基础。

药材类本草。商品经济发展，药材贸易量加大，真伪优劣无可回避，明代李中立撰《本草原始》，突出药材来源和性状鉴别特征，是第一部药材学著作。清末民初，曹炳章在郑肖岩《伪药条辨》基础上完成《增订伪药条辨》，辨伪鉴真；近代陈仁山通过访求采药贩药之人，并与同业会商咨询，所撰《药物出产辨》，为反映民国时期道地药材的专书。

炮炙类本草。炮炙涉及药材的处置加工，目的不外增效减毒。《雷公炮炙论》成书最早，受炼丹术影响的痕迹历历可考。南宋许洪增补《太平惠民和剂局方》之"论炮炙三品药石类例"，乃是官药局的炮炙规范。明代缪希雍《炮炙大法》，删繁就简，趋于实用。

药性类本草。《神农本草经》开始为药物标定四气五味。按照"疗寒以热药，疗热以寒药"的原则选择药物，君臣佐使、七情配伍，组成方剂，这类本草书甚多，观点各异，侧重点亦不相同。北齐徐之才《雷公药对》、唐代甄权《药性论》、元代王好古《汤液本草》、明代卢之颐《本草乘雅半偈》、明代贾所学《药品化义》、清代严洁等三人合著《得配本草》、黄宫绣《本草求真》、凌奂《本草害利》、唐宗海《本草问答》、民国张山雷《本草正义》，皆有特色。

食疗类本草。所谓"药食同源"并不准确，古人最初注意的是饮食禁忌，渐渐则有以食物疗疾的说法。孙思邈《千金要方》有食治专篇，是现存最早的食疗文献；其弟子孟诜撰《食疗本草》，对孙思邈的思想有所发挥；元代忽思慧《饮膳正要》虽是烹饪专书，也涉及食物养生宜忌；明代有题名"食物本草"的著作数种，伪托名人，意义不大。

本草手册类。药学手册有两用，一是作为医学生的教材或者新入行医生的"掌中宝"，一是作为非专业人士了解药性，以便"审查"处方的工具书。前一类主要如《本草歌括》《珍珠囊药性赋》《汤头歌诀》等，一些草药书如《天宝本草》《草木便方》也是歌诀体，朗朗上口，便于学习记诵。后一类则以《本草备要》《本草从新》为代表。

3.子孙本草

前代本草之拾遗补阙为一类。唐代陈藏器开其先例，撰《本草拾遗》十卷，专门针对《新修本草》，拾遗解纷。清代赵学敏作《本草纲目拾遗》，乃"专为拾李氏之遗而作，凡《纲目》已登者，或治疗有未备，根实有未详，仍为补之"。

诠解经典另是一类。经学笼罩社会生活的方方面面，本草学术也深受影响。明清医药家兴起一种回归原典的风气，涌现出一大批模仿经书注疏体例的经典注释本。《神农本草经》被历代本草家奉为圭臬，明清以降，诠释注疏本有数十种之多，影响较大者如滕弘《神农本草经会通》、缪希雍《神农本草经疏》、张璐《本经逢原》、徐大椿《神农本草经百种录》、陈修园《神农本草经读》、邹澍《本经疏证》等。另外，又有专门研究《伤寒杂病论》用药的本草，当以黄元御《长沙药解》为代表。

节略化裁又是一类。《本草纲目》属于鸿篇巨制，对普通人而言，购买、收藏、学习、检索皆不方便，各种简本应运而生。如刘若金《本草述》，分类编排悉仿《本草纲目》，主体内容也剪裁于此，只是稍稍增补金元医家及晚明学者的论述。书成以后，因文辞冗沓，又有杨时泰节要为《本草述钩元》，以广流传。张叡作《修事指南》，乃撮抄《本草纲目》"修治"项下的内容而成，发明极少；1928年世界书局石印，改题为"制药指南"，1931年上海万有书局铅印，为招徕读者，改名为"国医制药学"，标榜为药剂学的先声。

4. 游戏类本草

本草著作文章体裁较为特殊，于是有一些仿本草体例的文章，也以"本草"为书（篇）名，如唐代张说有一篇《钱本草》，侯昧虚有《百官本草》，贾言忠《御史本草》；宋代慧日文雅禅师撰《禅本草》，他的同门湛堂准禅师还著《炮炙论》助兴；明人董说有《梦本草》，袁中道有《禅门本草补》；清人张潮有《书本草》。这些虽然都是游戏之作，因为涉及本草，部分也收入《中国本草全书》中。

（二）本草辑佚校勘和整理出版

现存本草著作千种以上，亡佚者难于统计，本草文献研究包括辑佚校勘和整理出版两个方面。

1. 辑佚校勘

《证类本草》以前的本草书，除《本草经集注》《新修本草》《食疗本草》尚有少数残卷，其余几乎全部亡佚，所幸从《神农本草经》到《嘉祐本草》《本草图经》的主体内容尚保存于《证类本草》中，可望通过辑佚工作部分恢复原貌。

南宋王炎（1137–1218）辑有《本草正经》三卷，这是最早的《神农本草经》辑本，书今不传，自撰序言见于《双溪类稿》。明清以来，《神农本草经》尤受重视，辑复本有十余种之多。重要的辑本有：明万历四十四年（1616）卢复《医经种子》本；清康熙二十六年（1687）过孟起辑本（残本）；嘉庆四年（1799）孙星衍、孙冯翼合辑本；道光二十四年（1844）顾观光本；同治四年（1865）黄奭本；光绪十一年（1885）王闿运本；光绪十八年（1892）姜国伊本；民国三十一年（1942）刘复辑本等。此外，日本学者如丹波元简、狩谷望之、森立之亦有辑复本。以上中外诸家辑本中，尤以孙星衍、森立之两本成就最高，其中森立之除辑复《本草经》外，晚年还撰成《神农本草经考注》四卷。

晚近又有尚志钧《神农本草经校点》，曹元宇辑注《本草经》，王筠默、王恒芬辑著《神农本草经校正》，马继兴主编《神农本草经辑注》，尚志钧《神农本草经辑校》等，诸书辑复思路不同，互有详略，具体评论可参王家葵、张瑞贤著《神农本草经研究》①。

《本草经集注》今有敦煌出土开元六年（718）卷一序录写本残卷，另有吐鲁番出土朱墨分书"燕屎"、"天鼠屎"等条写本残片，其他部分则需要根据《证类本草》等补完。尚志钧、尚元胜有辑校本②。

《新修本草》今有敦煌出土序录残片，朱墨分书卷十残卷，日本藏卷四、卷五、卷十二、卷十三、卷十四、卷十五、卷十七、卷十八、卷十九、卷二十影写本十卷，其他部分仍需要根据《证类本草》等补完。冈西为人有《重辑新修本草》，尚志钧辑复本，后出转精。

主流本草辑复本还有《重广英公本草》（即《蜀本草》）《开宝本草》《嘉祐本草》，以及《本草图经》《图经本草》两个版本。属于本草旁系的辑本则有《名医别录》《吴普本草》《雷

① 王家葵、张瑞贤《神农本草经研究》，北京科学技术出版社，2001年。
② 尚志钧、尚元胜辑校《本草经集注》，人民卫生出版社，1994年。

公炮炙论》《食疗本草》《海药本草》《日华子诸家本草》。这些辑本除极少数如《吴普本草》《海药本草》外，其他大都是从《证类本草》中撮抄相关段落编次而成，意义相对较小。

2.整理出版

晚近资料获取相对容易，许多本草著作之珍稀秘本影印流传，为研究工作增添便利。中国文化研究会于1996年至2002年编辑出版《中国本草全书》[①]，由郑金生主持其事，全书四百一十卷，影印收录民国以前本草专著八百余部，相关本草文献一万余种。

其他重要影印本如《重修政和经史证类备用本草》(晦明轩本)、《本草纲目》(金陵本)、《本草品汇精要》、《类编图经集注衍义本草》、《食物本草》、《经史证类大观本草》(刘甲本)。

本草文献之整理研究，涉及面甚广，《本草纲目》研究可称典范。刘衡如积数十年心力完成《本草纲目》(校点本)(1977年出版)，代表当时中医文献整理的最高水平；其后又以金陵本为底本，与刘山永联合署名出版新校注本；张志斌、郑金生新出版《本草纲目影校对照》，金陵本原书影印与点校双页对照，采用传统繁式标点，彻底解决以前校点本篡改原文，以及书名、人名、地名含混不清等问题，可视为本书最完善的整理定本。

围绕《本草纲目》各方面研究甚多，人物研究如唐明邦

---

① 中国文化研究会编《中国本草全书》，华夏出版社，2002年。

《李时珍评传》，内容纠谬如梅全喜主编《本草纲目补正》，药物研究如王嘉荫编著《本草纲目的矿物史料》、谢宗万主编《本草纲目药物彩色图鉴》、杨岚编著《〈本草纲目〉禽部鸟类今释》，版本图例研究如王家葵、蒋淼、胡颖翀《本草纲目图考》等。

其他本草书如郑金生整理《南宋珍稀本草三种》，曹晖校注《本草品汇精要》（校注研究本），王家葵、张瑞贤、李敏校注《救荒本草校释与研究》，倪根金《救荒本草校注》，阎玉凝主编《救荒本草图谱》等，皆属本草校勘整理水平较高的作品。还有一些重要本草，如《本草图经》《证类本草》《本草衍义》《植物名实图考》等，虽有点校、辑复、整理本，有些还重复出版，但工作深度远远不够，期待能有高质量的作品问世。

三　传统本草的药物学研究

中药学之药理、化学、制剂完全是现代学科，生药学、炮制学、临床中药学尚有一部分内容与传统本草学研究范围存在交叉，相关知识的挖掘、考订和整理，对于中医药临床和科研具有指导意义。

本草之药物学研究包括药物品种来源、资源与道地性、药性理论、传统功效与临床应用、药材鉴定、经典炮制等，其中最大宗者是药物品种基源考订，即通常所称"本草考证"。限于篇幅，此处仅介绍与本草考证的有关问题。

（一）物种的名实对应

名实问题其实一直存在，儒家格物直接面临名实对应的问题，所以李时珍在《本草纲目》凡例中说："虽曰医家药品，其考释性理，实吾儒格物之学，可裨《尔雅》《诗疏》之缺。"西学传入以后，这一问题变得更加现实。早期博物学家需要为每一具体的动植矿物之拉丁文名称匹配对应的中文译名，如果他们直接采用音译也就万事大吉，但将相沿几千年的动植矿名称弃之不顾，终究也不是办法；所以他们借鉴日本"兰学家"的经验，对古籍中的名物进行了初步的拉丁文转化。中文名与拉丁学名之对应，当然不是随意为之，就植物学家而言，主要参考的是《救荒本草》《本草纲目》和《植物名实图考》等几部书中的图例和文字描述，这中间的细微偏差，有时候也会弄出大纰漏，植物青蒿与青蒿素的争论就是显例。

青蒿素（artemisinine）是从菊科蒿属植物黄花蒿 *Artemisia annua* 中提取，我们通常说的青蒿 *Artemisia apiacea* 中却完全不含有青蒿素。近代发现蒿属植物中唯有黄花蒿含有可抗疟的青蒿素，所以《中国药典》从1985年版开始，规定黄花蒿 *Artemisia annua* 是药用青蒿的唯一来源。这是很纠结的一段表述，因历史原因造成，但也确实没有更好的解决办法。

（二）药物基源考订

较之于博物学家，生药学家更加关心药物古今名实对应。不同时代、不同地域的本草著作所称呼的同一药名，指代的未必是同一物种。如何"继承"这些同名异物之品的功效和临床应用，如何把握用药的安全性和有效性，这些都属于药物基源考订问题。赵燏黄[1]、谢宗万[2]等人，文献研究与实地调研结合，皆有开创性贡献。

此类研究案例甚多，推定物种有如侦探，将各种信息汇总而得出结论，简举两例。

本草中朴消与消石混淆不清，陶弘景说消石"色理与朴消大同小异，朏朏如握雪不冰，强烧之，紫青烟起，仍成灰，不停沸如朴消，云是真消石也"，这是"火试"之法，紫青烟乃是钾盐燃烧的焰色反应，又言"不停沸"，当是描述硝酸盐灼烧时的爆裂声，于是确定消石就是硝酸钾矿石。至于朴消，《名医别录》说其"推陈致新"，这与《神农本草经》"大黄"条言"荡涤肠胃，推陈致新"一样，都是描述泻下作用，故确定朴消为具有容积性泻下作用的硫酸钠或硫酸镁。

薄荷是常见物种，《新修本草》将其列入菜部，在当时属于家蔬，或已有栽种者，至《本草图经》则明确说"故人家多莳之"，并绘有南京薄荷与岳州薄荷的图例。一般而言，

<hr/>

[1]　赵燏黄《祁州药志》第一集，国立北平研究院，1936年。
[2]　谢宗万编著《中药品种论述》上册、中册，上海科学技术出版社，1990、1992年；谢宗万编著《中药品种理论与应用》，人民卫生出版社，2008年。

栽培品发生物种变化的可能性不大，如果说从古至今所称薄荷都是唇形科植物薄荷 *Mentha haplocalyx*，应该没有大问题，但检核文献，却并不是那么简单。

《本草衍义》提到薄荷时说，"猫食之即醉"，这是对猫的致幻作用，英语中也有这样的说法，称作猫酒（catnip）。薄荷醉猫并非孤证，宋代记载甚多，欧阳修《归田录》说："薄荷醉猫、死猫引竹之类，皆世俗常知。"陆佃《埤雅》云："薄荷，猫之酒也。"陆游《题画薄荷扇》诗也说："薄荷花开蝶翅翻，风枝露叶弄秋妍。自怜不及狸奴点，烂醉篱边不用钱。"现代研究确定产生醉猫效应的活性物质为荆芥内酯（nepetalactone），主要在唇形科拟荆芥属的多种植物如拟荆芥 *Nepeta cataria* 中含有，此亦为最常见的能够醉猫的"猫草"品种之一。而薄荷属植物如薄荷 *Mentha haplocalyx* 之类并不含有荆芥内酯，也没有醉猫效应。如此一来，古代的薄荷品种很可能包括拟荆芥 *Nepeta cataria* 在内。

（三）药物的史学研究

药物在不同时期的品种变化，其实就是药物的历史。如果能够阐明品种变化背后的各种因素，研究内容还可以更加丰满。

比如今天药用郁金来源于四个植物种，即温郁金 *Curcuma wenyujin*、姜黄 *Curcuma longa*、广西莪术 *Curcuma kwangsiensis*、蓬莪术 *Curcuma phaeocaulis*，而清代以前作为

郁金使用的只有四川和两广出产的 *Curcuma longa* 和 *Curcuma kwangsiensis*，而温郁金与蓬莪术并没有作为郁金入药，何以如此呢？据叶梦珠《阅世编》卷七说："郁金之贵，于经传见之，诗歌咏之，然未有如顺治、康熙初年之价者。则川、广之乱甫平，百货未通，郁金一两值银二百余金，亦并无处可觅。"再结合《增订伪药条辨》云："（郁金）本非贵重之品，清初吴乱未靖时，蜀道不通，货少居奇，致价数倍，甚则以姜黄辈伪之者。"于是知道，清初因为三藩之役，西南出产的正品郁金到不了中原，于是用温郁金、蓬莪术冒充郁金，久而久之，竟然也由假冒伪劣混成了正品。

还有一些药物，比如灵芝、人参、丹砂、茯苓、大黄等，除足够多的本草资料外，还有丰富的历史文献学、宗教学、文学资料可供分析研究，足以形成如"人参文化史"、"灵芝文化史"这样的学术专题，目前除蒋竹山《人参帝国：清代人参的生产、消费与医疗》[1]之外，尚未见佳作。

本草研究包括历史、文献、药物三个方面，本书以东汉《神农本草经》至清代《植物名实图考》共十八部本草著作为线索，全面介绍本草文化，至于历史细节与具体药物问题，已经隐含在文献之中，故以"本草文献十八讲"为标题，读者幸不以为夸大其词也。

---

[1] 蒋竹山《人参帝国：清代人参的生产、消费与医疗》，浙江大学出版社，2015年。

本草鼻祖:《神农本草经》

　　"本草"作为药物书的专名,最早见于《汉书·游侠传》,说楼护"少随父为医长安,出入贵戚家。护诵医经、本草、方术数十万言"。楼护活动于西汉末年,在此之前,《史记·仓公列传》提到汉初公乘阳庆以医学著作传授淳于意,其中有《药论》一书,应该也是本草之类。

　　可令人费解的是,在《汉书·艺文志》中,被视为"生生之具"的方伎,下辖有医经、经方、房中、神仙四类,共计三十六家,八百六十八卷著作,竟然没有一部与药物学稍微沾边。但经方类解题说:"本草石之寒温,量疾病之浅深,假药味之滋,因气感之宜,辩五苦六辛,致水火之齐,以通闭解结,反之于平。"这几句话则切中药物治疗的本质,与《黄帝内经·素问》"治寒以热,治热以寒"的意见一脉相承,直到今天也被中医奉为圭臬。所谓"本草石之寒温",即利用草木金石药物寒热药性的意思，"本草"一词或许即由此而来。

《神农本草经》产生的年代

《神农本草经》只是汉代流传的若干种本草著作之一，因为冠以"神农"，所以前代学者大多认为其为先秦古书。《太平御览》卷七百二十一引《帝王世纪》云："炎帝神农氏长于江水，始教天下耕种五谷而食之，以省杀生。尝味草木，宣药疗疾，救夭伤人命，百姓日用而不知。著本草四卷。"陶弘景编撰《本草经集注》，对此更是信之不疑，他说："旧说皆称神农本经，余以为信然。"但陶弘景也注意到，《神农本草经》（为行文简便计，此后皆省称为《本草经》）所记药物产地多为汉代建置，他辩解说："所出郡县，乃后汉时制，疑仲景、元化等所记。"意思是说，这些郡县地名乃汉末张仲景、华佗添附，并非原有。晚近研究者对陶弘景的意见半信半疑，于是将《本草经》的成书年代径直确定为东汉晚期。

其实，《本草经》中的药名、地名，乃至药物功效之细节，都流露出鲜明的时代特征。

《本草经》里，赤箭、徐长卿都有别名"鬼督邮"，独活则别名"护羌使者"。考"督邮"为汉代新设职官，时间约在文帝以后，说见《通典·职官十五》。另据《汉书》，武帝

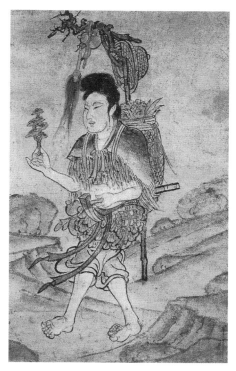

　　1974年山西应县辽佛宫寺木塔内发现《神农采药图》，神农一手执药锄，一手拈灵芝，背药篓上悬葫芦。

平定西羌以后，始置"护羌校尉"，专司西羌事务。"护羌使者"当即护羌校尉之使者①，如《汉书·赵充国传》云："初，置金城属国以处降羌，诏举可护羌校尉者。"《水经注》云："（湟水）东入，经戎峡口，右合羌水。水出西南山下，径护羌城东，故护羌校尉治。"这些地方确实也是植物独活的出产地。

《本草经》有六种芝草，青芝、赤芝、黄芝、白芝、黑芝、紫芝。前五种显然对应五行，所以《本草经》说："青芝，味酸，补肝气，生太山。赤芝，味苦，益心气，生霍山。黄芝，味甘，益脾气，生嵩山。白芝，味辛，益肺气，生华山。黑芝，味咸，益肾气，生常山。"不难看出，文字涉及的五色、五味、五脏、五岳皆与五行一一对应。不仅如此，经文还说："青芝，主仁恕；赤芝，增智慧；黄芝，忠信和乐；白芝，主勇悍；黑芝，聪察。"这里竟然还隐含着与五行对应的"仁、智、信、义、礼"，即汉儒常说的"五性"。

其中赤芝"生霍山"，陶弘景注："南岳本是衡山，汉武帝始以小霍山代之，非正也。"据《史记·孝武本纪》说"（元封五年）上巡南郡，至江陵而东。登礼潜之天柱山，号曰南

---

① 在《本草经》中，独活又名羌活，所谓羌活，当是羌地出产的独活之意。有意思的是，独活《本草经》别名"护羌使者"，这应该是指汉王朝设置的"护羌校尉"的使者；而《名医别录》记其别名为"胡王使者"，则又站在羌地少数民族的立场了。护羌使者与胡王使者的身份转化，或许还隐含着中央控制力的消长。但无论如何，见于《本草经》的"护羌使者"这一名称，确实是汉代边疆文化的缩影。

岳。"因为在陶弘景的观念中,《本草经》是"神农之所作,不刊之书",故对此处赤芝的产地提出疑问。陶弘景这一意见也符合当时道教的看法,《云笈七签》卷七十九《五岳真形图法并序》也说:"吴越人或谓霍山为岳,其实非正也。"

更有意思的是,紫芝因为别出于五行之外,《本草经》记其产地"生高夏山谷"。五色芝对应五行,分生五岳,显然出于附会,而紫芝的产地,博雅如陶弘景也只能推测说:"按郡县无高夏名,恐是山名尔。"

今考"高夏"既不是郡县名,也不是山名,很可能是《本草经》作者臆造的地名。《淮南子·俶真训》云:"巫山之上,顺风纵火,膏夏紫芝与萧艾俱死。"据高诱注:"巫山在南郡。膏夏,大木也,其理密白如膏,故曰。膏夏紫芝,皆喻贤智也。萧艾贱草,皆喻不肖。"由此知"膏夏"本为美木之名,与紫芝并喻君子;萧与艾为杂草,比喻小人。膏夏、紫芝与萧艾同生于"巫山"之上,当大火烧来,君子小人俱死,含有玉石俱焚之意。因为这句话已有地点"巫山",故"膏夏"绝无可能是地名,高诱训作"大木"为正确。由此推测,《本草经》作者按照五行为五色芝"分配"了五岳产地之后,紫芝找不到更合适的产地,乃根据《淮南子》"膏夏紫芝"之说,向壁虚构了一个"高夏山谷"。由此证明,《本草经》应该成于《淮南子》成书之后。

仔细研究《本草经》中涉及地名①，建置年代最晚者是"木香"、"犀角"、"彼子"条提到的"生永昌山谷"。据《后汉书·明帝纪》云："（永平）十二年春正月，益州徼外夷哀牢王相率内属，于是置永昌郡，罢益州西部都尉。"其中犀角生永昌山谷，还可以举《后汉书·和帝纪》"（永元）六年（94）永昌徼外夷遣使译献犀牛"为佐证。永平十二年即公元69年，这应该是《本草经》成书时间的上限。再取《本草经》所载药物功效与《武威医简》进行比较，可以看出二者高度统一。由此看来，《本草经》与《武威医简》一样，都是东汉早期的作品。

《神农本草经》的内容

在篇章结构上，《本草经》由两部分组成。一部分为"序录"，类似于现代药学著作之总论，涉及药材学、调剂学、药物治疗学等多个方面，一些至今依然遵用的重要药性理论，如四气、五味、毒性及方剂的君臣佐使、七情配伍，皆由《本草经》奠定。另一部分则是药物各论，三百六十五种药物被分为上中下三品，《本草经》说："上药一百二十种为君，主养命以应天，无毒，多服久服不伤人。欲轻身益气，不老延年者，本上经。中药一百二十种为臣，主养性以

---

① 《本草经》记载的药物产地，在传写过程中，被混入《名医别录》中，但仍可以通过《太平御览》等文献为佐证，钩沉辑录出来。

应人，无毒有毒，斟酌其宜。欲遏病补虚羸者，本中经。下药一百二十五种为佐使，主治病以应地，多毒，不可久服。欲除寒热邪气、破积聚、愈疾者，本下经。"①

这种按照药物"善恶"区分品秩的观念，显然源于汉代天人感应学说，由此确定上品药养命为君，中品药养性为臣，下品药治病为佐使，不免僵化。但书中记载药物的作用，如大黄泻下、常山治疟、麻黄平喘等，也真实可信。不特如此，《本草经》对药物神经精神系统毒理表现记载颇详，如云："麻蕡，多食令人见鬼狂走。"麻蕡应是大麻（*Cannabis sativa*）的雌花，含大麻酚（cannabinols），有强烈的致幻作用。四氢大麻酚（THC）服用20mg以上，即可令人产生妄想和幻觉，闭目时发生幻视，看到颜色可出现闪光。所谓"令人见鬼"，正是吸食大麻过量的中毒表现。《本草经》又云："莨菪子，使人健行见鬼，多食令人狂走。"这一作用则与茄科植物所含阿托品类生物碱如阿托品（atropine）、东莨菪碱（scopolamine）过量中毒的中枢反应有关。

汉代崇尚服食，如王充虽然认识到，凭借药物"延年度世，世无其效"，但也承认"夫服食药物，轻身益气，颇有其验"。（《论衡·道虚》）通观《本草经》，并不像一本纯然的医药书，更接近"服食指南"。《抱朴子内篇·仙药》引《神农四

① 附带一说，《本草经》在后世或被著录为三卷，或四卷，卷帙差异主要在于其序录部分是否单独算作一卷，至于上中下三品为三卷，则没有争议。

经》云："上药令人身安命延，升为天神，遨游上下，使役万灵，体生毛羽，行厨立至。"又曰："五芝及饵丹砂、玉札、曾青、雄黄、雌黄、云母、太乙禹余粮，各可单服之，皆令人飞行长生。"《本草经》三百六十五种药物中，有一百五十余种提到"令人轻身不老"，其中十余种还特别强调，"久服耐寒暑，不饥，轻身，飞行千里，神仙"（"太乙禹余粮"条）；"久服增寿神仙"（"石胆"条）。

服食技术主要由神仙方士掌握，故当时的"本草家"，其实也是方士者流[①]。《本草经》不仅记载服食，还保留有许多神奇法术。如太乙禹余粮服后能令人"飞行千里"；服用泽泻"能行水上"；羧羊角"入山烧之，辟虎狼"；雄黄"胜五兵"；蟹"以败漆烧之致鼠"；梓白皮"饲猪肥大易养三倍"等。

炼丹是汉代神仙方士的重要活动之一。汉武帝时有李少君祠灶致物，化丹砂为黄金，事见《史记·封禅书》。同时代的淮南王刘安亦以"言神仙黄白之术"为能事（《汉书·淮南王传》），著有《枕中鸿宝苑秘书》，"言神仙使鬼物为金之术，及邹衍重道延命方"。这恐怕是见于记载最早的外丹书。至东汉中后期，有魏伯阳撰《周易参同契》，更是丹经集大成之作。《本草经》中也能看到炼丹术的影子。

———————

① 《汉书·郊祀志》记载：成帝时，罢诸祀，遂令"候神方士使者副佐、本草待诏七十余人皆归家"。所谓本草待诏，颜师古注："谓以方药本草而待诏者。"本草待诏与候神方士使者副佐等同进退，其方士身份也明。

如空青"能化铜铁铅锡作金";石胆"能化铁为铜成金银";石流黄"能化金银铜铁奇物";铅丹"炼化还成九光"。特别值得注意的,《本草经》说丹砂"能化为汞",又说水银"熔化还复为丹"。这表面上是谈论炼丹术中丹砂(HgS)与水银(Hg)之间的转化,其实则关涉神仙家实现"长生不死"的基本逻辑。针对俗人的想法,人由少壮而老死,单向不可逆,即《论衡·道虚》所说:"万物变化,无复还者。"神仙家喜欢举水银与丹砂互变的例子作为答辩,如《抱朴子内篇·金丹》云:"丹砂烧之成水银,积变又还成丹砂。"此即所谓"还丹",也构成服食金石药物的理论基础。所以《抱朴子内篇》说:"我命在我不在天,还丹成金亿万年。"

《神农本草经》的版本情况

《本草经》亡佚于刘宋,其主要内容通过陶弘景《本草经集注》、唐代《新修本草》,尤其是宋代唐慎微的《证类本草》保存下来。南宋以来,王炎、卢复、孙星衍、顾观光、日本森立之、黄奭、姜国伊、王闿运、刘复、曹元宇、尚志钧、王筠默、马继兴等都有辑复本,其中以孙星衍辑本、森立之辑本最为精审。

关于《本草经》黄奭辑本,还有一段公案。黄辑本刊于同治四年(1865),为《黄氏逸书考》之一,检其内容,则与嘉庆四年(1799)孙星衍、孙冯翼合辑本完全相同,故杨

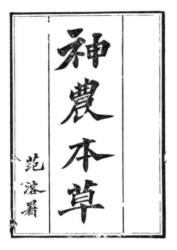
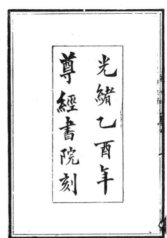

《神农本草经》王闿运辑本书影

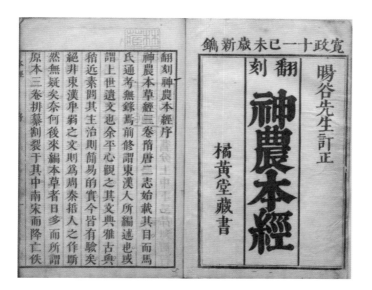

翻刻神農本經序

神農本草經三卷隋唐二志始載其目而馬

氏通考無錄焉前修謂東漢人所編述也或

謂上世遺文也余平心觀之其文典雅古奧

稍近素閒其生治則簡易的實今皆有驗矣

絕非東漢申雋之文則爲周泰捃人之作斷

然無疑矣奈何後來編本草者日多而所謂

原本三卷拼摹割裂于其中南宋而降亡佚

翻刻
賜谷先生訂正
橘黃堂藏書
神農本經
鎸新歲未巳一十政寬

神農本經

上藥一百二十種爲君主養命以應天無毒多服久

服不傷人欲輕身益氣不老延年者本上經

中藥一百二十種爲臣主養性以應人無毒有毒斟

酌其宜欲遏病補虛羸者本中經

下藥一百二十五種爲佐使主治病以應地多毒不

可久服欲除寒熱邪氣破積聚愈疾者本下經

三品合三百六十五種法三百六十五度一度應一

日以成一歲

明錢塘不遠盧復手錄

《神农本草经》卢复辑本书影

本艸經卷一

吳普等述

孫星衍　同輯
孫馮翼

上經

上藥一百二十種爲君主養命以應天無毒多服久服
不傷人欲輕身益氣不老延年者本上經

丹沙　雲母　玉泉　石鍾乳

涅石　消石　朴消　滑石

石膽　空青　曾青　禹餘糧

太乙餘糧白石英　紫石英　五色石脂

白青、　扁青右玉石上品一
十八種舊同

昌蒲　薊華　人參　天門冬

《神农本草经》孙星衍、孙冯翼辑本书影

守敬在《日本访书记》卷九中指责黄奭"不应没孙氏名而直署己作",范行准在影印森立之辑本跋语中更明确说:"二孙辑本即被当时富商黄奭所窃,删去叙录,辑入《黄氏逸书考》中。"

孙本、黄本俱在,剽窃之说可成定谳,但仍有一点小小的疑问。黄奭是江藩的弟子,《清史列传》赞其"专精汉学",阮元亦称其"勤博";黄毕生致力于辑佚古书,刊入《黄氏逸书考》者即有二百八十余种之多,其中纬书部分之《通纬》,功力尤为深厚。对经学家而言,医书的分量要轻薄得多,而且《本草经》的辑录难度甚低,哪怕仅仅以《证类本草》为蓝本,摘抄其中的白字经文,也可以初具规模——事实上,稍晚问世的王闿运辑本即是如此——更何况孙辑本流传甚广,孙星衍名气又大,公然剽掠,未免得不偿失。另考《黄氏逸书考》的流传经过,黄奭辑佚著作虽在生前已经镂版,但遭遇太平天国动乱,版片有所散佚,几经曲折,最后经王鉴、秦更年之手,辑补校雠、整理补刊,改名为《黄氏逸书考》重印流通①。我推测,或许存在这样的情况,黄奭生前确实辑有一部《本草经》,版片在兵燹中毁损,而篇目尚存,续刊者为了保持丛书的完整性,遂以孙星衍辑本配补,竟因此令黄奭蒙上不白之冤。

----

① 黄奭辑佚丛书,书名变更多次,其间的曲折,研究者说法不一,此处采用冀叔英先生的意见。见冀叔英《黄奭对辑佚工作的贡献》,《国家图书馆学刊》1992年第1期。

医道之间:《本草经集注》

　　关于道教与科学的问题，李约瑟（Joseph Needham）在《中国科学技术史》中曾提出一个引起西方学者广泛争议的命题:"道家思想乃是中国科学和技术的根本。"据施舟人（Kristofer Schipper）在《道教在近代中国的变迁》一文中说，李约瑟的这一观点大约源自冯友兰教授的论断:"道教是世界上唯一一个不反对科学的宗教。"道教与科学是否果真如此亲密无间? 尽管道教或许在一定程度上不排斥科学，甚至促进科学技术的进步，但作为追求灵魂超越的宗教，与一切务求实证的科学之间，总难免有扞格之处，因此，美国科学史家席文（Nathan Sivin）调侃说:"毕竟我们不会因为道士吃大米而宣称大米是道教的。"不过，对早期道教徒而言，医药学术确实不仅仅是维持基本生命的"大米"，而是宗教活动不可或缺的一个重要方面①，这在陶弘景身上表现得尤为明显。

陶弘景的道医背景

　　陶弘景（456–536）字通明，丹阳秣陵（今南京）人，一生经历宋、齐、梁三朝。陶弘景兼有儒生②、医者、道士三重身份，儒家崇尚孝道，侍疾尝药，养老奉亲是为人子的本职，如颜之推所言："微解药性，小小和合，居家得以救急，亦为胜事。"（《颜氏家训·杂艺》）陶弘景也说，若详知医事，则可"内护家门，旁及亲族"。（《本草经集注·序录》）但作为上清派大宗师的陶弘景之潜心医药，更有宗教层面的原因。

　　丹阳陶姓为道教世家，陈寅恪作"天师道与滨海地域之关系"，语涉丹阳陶氏，然仅引《本起录》叙陶氏世系，而未能举出切实证据。今据陶弘景所作《真诰·真胄世谱》，则知上清派创始人之一许谧的祖父许尚娶陶弘景七世祖陶濬之女，而许谧之妻则为陶濬从子陶威之女陶科斗，由此可以概见陶弘景家庭道教背景之深厚。在这样的环境熏陶下，陶弘景"年十岁，得葛洪《神仙传》，昼夜研寻，便有养生之

----

①　陈寅恪在《金明馆丛稿初编》中说"道家与医家自古不分"，也是此意。

②　陶弘景于道释信仰外，仍不失儒生本色，萧纶《隐居贞白先生陶君碑》有云："七岁读《孝经》《毛诗》《论语》数万言。"其经学著作有《论语集注》《孝经集注》《三礼序》《注尚书毛诗序》等数种，皆见《本起录》。

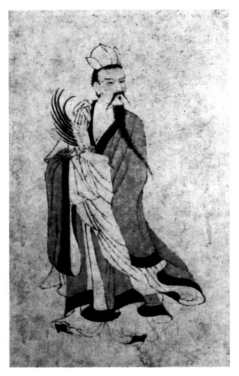

元代无款贞白先生（陶弘景）小像

志"。(《梁书·陶弘景传》)在医学方面,自陶氏"祖世以来务敦方药,本有《范汪方》一部,斟酌详用,多获其效,内护家门,旁及亲族,其有虚心告请者,不限贵贱,皆摩踵救之,凡所救活,数百千人"。(《本草经集注·序录》)据《本起录》,其祖父陶隆"兼解药性,常行拯救为务",父陶贞宝亦"深解药术"。

陶氏家族的道医背景并非偶然,魏晋以来兴起的神仙道教对教徒的道德素质有较高要求,《抱朴子内篇·对俗》云:"或问曰:为道者当先立功德,审然否?抱朴子答曰:有之。按《玉钤经》中篇云:立功为上,除过次之。为道者以救人危使免祸,护人疾病,令不枉死为上功也。"可见熟谙医术,救死扶伤,正可用为道士建功立德。由此亦知陶弘景的祖父、父亲行医济世,实出于信仰的需要。陶弘景亦是如此,《三洞珠囊》引《道学传》称其"好行阴德,拯极困穷,恒合诸验药给施疾者"。至于陶弘景撰著一系列医学著作的宗旨,《本草经集注·序录》言之甚明:"盖欲永嗣善业,令诸子侄,弗敢失坠,可以辅身济物者,孰复是先。"由此了解,行善立功是陶弘景重视医药的第一动因。

养生祛疾应该是原因之二。全真教兴起之前,道教一直以肉体的长生久视为终极目标,身体健康则是长生的初阶。尽管在道教徒们看来,药石灸艾与行气房中金丹之术相比,属微末小技,但"百病不愈,安得长生",故葛洪专门指出:"古之初为道者,莫不兼修医术,以救近祸焉。"(《抱朴子内篇·杂应》）深谙医药之术的陶弘景自然懂得其中的道理，他在《养性延命录·序》中提到："兼饵良药，则百年耆寿是常分也。"题名陶弘景撰的《辅行诀脏腑用药法要·序》说得更加清楚："凡学道辈，欲求永年，先须祛疾……服药数剂，必使脏气平和，乃可进修内视之道。不尔，五精不续，真一难守，不入真景也。服药祛疾，虽系微事，亦初学之要领也。"

炼饵服食的需要，则是原因之三。道教服食饵丹，皆不离药物。崇尚服食的道士，对药物质量要求尤高，《隋书·经籍志》提到，陶弘景为梁武帝试合神丹不成，乃言"中原隔绝，药物不精故也"。其撰著《本草经集注》之目的，也不仅为医药之用，"序录"云："道经仙方、服食断谷、延年却老，乃至飞丹转石之奇，云腾羽化之妙，莫不以药道为先，用药之理，一同本草，但制御之途小异俗法。犹如粱肉，主于济命，华夷禽兽，皆共仰资，其为主理即同，其为性灵则异耳。大略所用不多，远至二十余物，或单行数种，便致大益，是其服食岁月深积。即本草所云久服之效，不如俗人微觉便止，故能臻其所极，以致遐龄，岂但充体愈疾而已哉。"在《本草经集注》中陶弘景大量征引仙经、道书，多处提到"此医方不复用，市人亦无卖者，唯仙经《卅六水方》中时有须处"（"白青"条）；"仙经有用此处，俗方甚少"（"石胆"条）；"仙经亦用白石脂以涂丹釜"（"五色石脂"条）。凡此种种，其意义皆在于此。

基于以上理由，陶弘景撰医学著作多种，其影响最大者

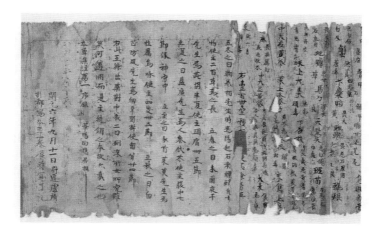

敦煌写本《本草集注·序录》（日本龙谷大学藏）

当推《本草经集注》。此书在《华阳隐居先生本起录》《华阳陶隐居内传》中被称作《本草经注》；梁《七录》作《本草经集注》；《南史》作《本草集注》；《旧唐书·经籍志》作《本草集经》；《新唐书·艺文志》作《集注神农本草》；敦煌出土开元六年尉迟卢麟写本题记："本草集注第一序录，华阳陶隐居撰"，与《南史》相同；今则习惯称为《本草经集注》，省称《集注》。

《本草经集注》的文献学特色

《本草经》流传至齐梁时代，版本繁多，内容芜杂，据陶弘景说："魏晋以来，吴普、李当之等，更复损益，或五百九十五，或四百三十一，或三百一十九，或三品混糅，冷热舛错，草石不分，虫兽无辨。且所主疗，互有多少。"（《本草经集注·序录》）不仅如此，"本草之书，历代久远，既靡师授，又无注训，传写之人，遗误相系，字义残阙，莫之是正"。（《药总诀·序》）针对以上情况，陶弘景乃"苞综诸经，研括烦省，以《神农本经》三品，今三百六十五为主，又进名医副品，亦三百六十五，合七百三十种。精粗皆取，无复遗落，分别科条，区畛物类，兼注铭世用土地所出，及仙经道术所须"，撰成《集注》七卷①。

《集注》在文献学上颇有特色。所谓"集注"，集诸家注解于一书的意思。颜师古《汉书叙例》说："《汉书》旧无注解，唯服虔、应劭等各为音义，自别施行。至典午中朝，爰有晋灼，集为一部，凡四十卷，又颇以意增益，时辩前人当否，号曰《汉书集注》。"这大约是"集注"体例的滥觞，但《汉书集注》早已失传，陶弘景的《本草经集注》则是此类著作存世年代最早者。

《集注》由三部分构成：《本草经》原文使用朱书大字，魏晋以来名医们增补的内容为墨书大字，陶弘景自己的意见

---

① 　关于《集注》的卷帙，仍有未名之处。《集注·序录》说："本草经卷上（序药性之源本，论病名之形诊，题记品录，详览施用）。本草经卷中（玉石、草、木三品）。本草经卷下（虫兽、果、菜、米食三品，有名未用三品）。"然后又说："右三卷，其中、下二卷，药合七百三十种，各别有目录，并朱、墨杂书并子注，今大书分为七卷。"似乎这本《集注》从问世开始便有三卷、七卷两种版本。

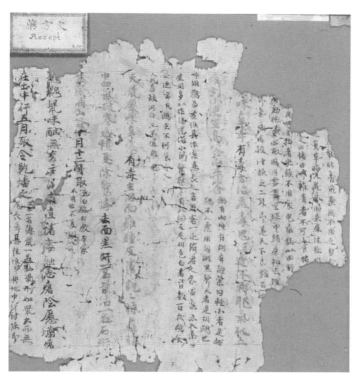

吐鲁番出土《本草经集注》残片（德国国家图书馆藏）

被称为"子注"，为墨书小字。其中墨书大字部分被称为"别录"，《新唐书·于志宁传》解释说："别录者，魏晋以来吴普、李当之所记，言其花叶形色，佐使相须。附经为说，故弘景合而录之。"1935年吐鲁番出土朱墨分书的《集注》残片，其中"燕屎"、"天鼠屎"两条相对完整。以天鼠屎为例，红笔所书《本草经》文："天鼠屎，味辛，寒。主治面痈肿，皮肤洗洗时痛，腹中血气；破寒热积聚，除惊悸。一名鼠沾，一名石肝。生合浦山谷。"[①]皆连贯可读。而墨书大字："无毒；去面黑皯；十月、十二月取"，穿插在朱书大字中，不能独立成篇，此即"附经为说"的实物标本。后世将此墨书大字视为著录于《隋书·经籍志》中的《名医别录》，如《通志·校雠略》云："《名医别录》虽亡，陶隐居已收入本草。"恐未必确切[②]。

---

① 此份《集注》残片具有极高的文献学价值，不仅可以作为"集注"体例的实物，更是恢复《集注》本来面目的关键物证。详参王家葵、张瑞贤《神农本草经研究》，北京科学技术出版社，2001年，171–177页。

② 盖《集注》墨书小字虽多处提到"名医副品"、"名医别载"等词汇，乃是对吴普、李当之等魏晋名医增益内容的泛指；陶弘景偶然也使用"别录"二字（见五石脂、玄石、女萎葳蕤、雷丸条），则与"本经"对举。如女萎葳蕤条陶弘景注释说："按本经有女萎，无葳蕤；别录无女萎，有葳蕤，而为用正同。疑女萎即葳蕤也，惟名异尔。"需要说明的是，陶弘景所称的"本经"，当然是《神农本草经》，但陶使用"本经"二字，并非《神农本草经》的省略语，而是注释家对经书本文的称呼；所以他称的"别录"，其实也可以理解为"别本著录"，即"其他文献"之意。但陶弘景以后，所有的本草作者都习惯将《神农本草经》省称为《本经》，遂想当然地为陶弘景原话中的"别录"加上书名号，作为《名医别录》成书于陶弘景之前的证据。

《本草经集注》的内容

《南史》本传说陶弘景"一事不知，以为深耻"，这种博学深思的精神，在《集注》中颇有体现。

《诗经·小雅》"螟蛉有子，蜾蠃负之"，蜾蠃为蜾蠃科的昆虫，俗称细腰蜂。它多利用空竹管做巢，每巢产一卵，以丝悬于巢内侧，并外出捕捉鳞翅目幼虫，经蜇刺麻醉后贮于巢室内，以供其幼虫孵化后食用。前人不明此理，遂传说蜾蠃纯雄无子，乃以螟蛉之子为子。《诗经》《尔雅》《说文》，扬雄、郑玄、陆玑、郭璞皆以讹传讹。陶弘景独不以此论为然，在《集注》"蠮螉"条注释说："今一种黑色，腰甚细，衔泥于人室及器物边作房，如并竹管者是也。其生子如粟米大，置中，乃捕取草上青蜘蛛十余枚满中，仍塞口，以拟其子大为粮也。其一种入芦竹管中者，亦取草上青虫，一名蜾蠃。诗人云：螟蛉有子，蜾蠃负之。言细腰物无雌，皆取青虫，教祝便变成己子，斯为谬矣。造诗者乃可不详，未审夫子何为因其僻邪。圣人有阙，多皆类此。"

"狼毒"条陶弘景注释说："亦出宕昌，乃言止有数亩地生，蝮蛇食其根，故为难得。"此说看似荒谬，故后世本草皆不以为然，《新修本草》批评说："秦陇寒地，原无蝮蛇。复云数亩地生，蝮蛇食其根，谬矣。"殊未知甘肃武威、宕昌产瑞香科瑞香狼毒 *Stellera chamaejasme*，棕色田鼠 *Microtus maudarinus* 喜食其块根，而田鼠又是蝮蛇的食物，于是遂有"蝮蛇食其根"的传说。

作为炼丹家，陶弘景的化学知识在《集注》中也有所反映。"凝水石"条陶注："此石末置水中，夏月能为冰者佳。"所描述的是硝酸盐溶解过程中的吸热现象，能将局部温度降至冰点之下。"水银"条陶注："甚能消化金银，使成泥，人以镀物是也。"此为金银与水银形成合金，即汞齐（amalgam）。'矾石'条陶注："其黄黑者名鸡屎矾，不入药，惟堪镀作以合熟铜，投苦酒中，涂铁皆作铜色。外虽铜色，内质不变。"这是铜的置换反应，水法炼铜的先声。"消石"条陶注："先时有人得一种物，其色理与朴消大同小异，䑏䑏如握雪不冰。强烧之，紫青烟起，仍成灰，不停沸如朴消，云是真消石也。"这是鉴别钾盐的焰色反应，这种硝石的主要成分当为硝酸钾。

《集注·序录》开篇即说："隐居先生在乎茅山岩岭之上，以吐纳余暇，颇游意方技。览本草药性，以为尽圣人之心，故撰而论之。"故其著作时间在永明十年（492）陶弘景隐居茅山以后。序录又说："自余投缨宅岭，犹不忘此，日夜玩味，恒觉欣欣。今撰此三卷，并《效验方》五卷，又《补阙葛氏肘后》三卷。"由此知《集注》年代当略晚于齐东昏侯永元二年（500）成书的《补阙葛氏肘后方》。又《集注》'人参'条陶注云："百济今臣属高丽。"按，《南史·百济传》云："梁天监元年，进（百济王牟）大号征东将军,寻为高句丽所破。"《梁书》记载相同。乃知"百济臣属高丽"一事发生在梁天监元年(502)以后,此亦《集注》成书的上限。

梁武帝佞佛,亲撰《断酒肉文》,禁绝杀生,乃至诏宗庙荐馐皆用蔬果,并敕太医不得以生类为药,事载《梁书》《佛祖统纪》。当此之时,陶弘景所作《集注》似乎因使用动物入药而受到攻讦。《桓真人升仙记》假借神仙之口,数落陶弘景"四非",其中一条为:"注药饵方书,杀禽鱼虫兽,救治病苦,虽有救人之心,实负杀禽之罪。"陶弘景被迫屈服,《佛祖统纪》卷三十七云:"隐居乃以草木药可代物命者,著《别行本草》三卷以赎过。"陶著《别行本草》一事,究竟系附会或是事实,不能遽定,但用来作为《集注》成书于梁武帝信仰转变以前之佐证,应该可以接受①。

① 据《广弘明集》卷八《舍事李老道法诏》,天监三年(504)梁武帝发誓:"宁可在正法中长沦恶道;不乐依老子教暂得生天。"晚来研究者将此事件系于天监十八年(519)。我不太同意此意见,天监元年(502)沈约作《均圣论》,天监六年(507)梁武帝组织朝野人士批判范缜《神灭论》,都是出于将佛教塑造为"国家信仰"的目的。

药典滥觞:《新修本草》

　　药典（pharmacopoeia）是由政府颁布实施的记载药品规格及标准的法律文书，一般将16世纪中叶纽伦堡立法机构授权出版的《科德药方书》视为鼻祖。1930年国民政府卫生部部长刘瑞恒为第1版《中华药典》撰序言说："缅维首制，实始牛伦。一卷风行，万邦踵起。"[①]序言自然也提到吾国本草书籍的情况："吾国药典多阙成书，而旧药则备于本草……唐蜀之间，两刊定本。宋唐慎微更博稽群籍，成《证类本草》一书。政和之际，命曹氏以校雠；绍兴而还，付胄监而镂版。义均药典，纸贵医门。"所谓"唐蜀之间，两刊定本"，指初唐和后蜀两次官修本草的行动，刘瑞恒用"义均药典"来作

---

　　① 原文"缅维首制，实始牛伦"之后有双行夹注："西历一千五百四十二年，牛伦堡（Nuremberg）政府刊行之药典，为世界最早的药典。"

评价，并无贬损之意；晚近研究者乃将唐代《新修本草》标举为"世界上第一部药典"，迄今未成共识[1]，但以此书为较《佛罗伦萨处方集》年代更早的药典雏形，则没有争议。

《新修本草》之缘起

唐代修本草的动议由苏敬提出。《唐会要》卷八十二说："显庆二年（657），右监门府长史苏敬上言，陶弘景所撰本草，事多舛谬，请加删补。诏令检校中书令许敬宗、太常寺丞吕才、太史令李淳风、礼部郎中孔志约、尚药奉御许孝崇，并诸名医等二十人，增损旧本，征天下郡县所出药物，并书图之。仍令司空李勣总监定之。并图合成五十五卷。至四年正月十七日撰成。"类似的记载亦见于多种唐宋文献。

据孔志约《新修本草·序》，苏敬当时的职官为"朝议郎行右监门府长史骑都尉"，考"朝议郎"为正六品上阶，属文散官，"骑都尉"为从五品上阶，属武勋官，唯"行右监门府长史"是其职事官阶。监门府"掌宫禁门籍之法"，长史为其属吏，据《大唐六典》为六品上，其职司"掌判诸曹

① 20世纪50年代的批判文章从刘瑞恒序言中摘取"缅维首制，实始牛伦"，斥其为"数典忘祖"。但《新修本草》的药典地位，毕竟未得到广泛认同，郑金生先生说："在中医各科文献中，《新修本草》最早得到政府支持，集体纂修。后世以其官修，遂认定这是中国第一部药典。客观地说，该书内容与一般本草书并无本质区别，也不具备法律约束力，誉为药典，难副其实。"（郑金生《药林外史》，广西师范大学出版社，2007年，16页）我赞同此看法。

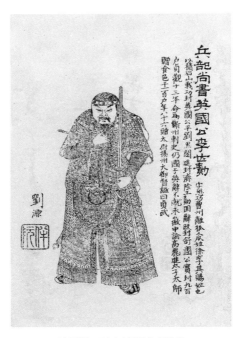

凌烟阁二十四功臣图之李勣像

及诸门禁之事，以省其出入"，故知"右监门府长史"主司门禁出入事，据《通典》为武官系列，与医药事完全无关。

苏敬虽是武职，但深解医药，《外台秘要》屡屡引述苏敬或苏长史云云；《医心方》亦引有苏敬的《脚气论》；《新唐书·艺文志》著录《脚气论》一卷，题苏鉴撰，盖宋人避讳所改。正因为苏敬知医，故能"摭陶氏之乖违，辨俗用之纰紊"，表请修定本草①。

唐高宗对苏敬的建议深以为然，立即成立一支阵容强大的队伍，专门负责纂修事宜，但领衔者却有三说：据孔志约序是"太尉扬州都督监修国史上柱国赵国公臣无忌"；前引《唐会要》则说"司空李勣"；而《新唐书·艺文志》则同时提到英国公李勣和太尉长孙无忌。或因为此，李时珍对《新修本草》的成书经过颇有误解，《本草纲目》卷一说："唐高宗命司空英国公李勣等修陶隐居所注《神农本草经》，增为七卷，世谓之《英公唐本草》，颇有增益。显庆中，右监门长史苏恭重加订注，表请修定，帝复命太尉赵国公长孙无忌等二十二人与恭详定，增药一百一十四种，分为玉石、草、木、人、兽、禽、虫鱼、果、米谷、菜、有名未用十一部，

----

① 客观言之，唐代虽有武官参与文事的情况，但往往都是被动接受征召调遣，如苏敬这样主动提出建议，并被委以责任，似乎是孤例。检《高宗纪》，永徽元年、四年两度下献书言事之诏，其目的是"极言得失，以匡不逮"。若苏敬仅以"陶弘景所撰本草，事多舛谬，请加删补"奏对，未必能称旨，但如从"名实既爽，寒温多谬。用之凡庶，其欺已甚；施之君父，逆莫大焉"（陶弘景所撰）立言，自然能够"深副圣怀"。

凡二十卷，目录一卷，别为药图二十五卷，图经七卷，共五十三卷，世谓之《唐新本草》。"按照李时珍的意思，李勣主持修撰者为七卷本的《英公唐本草》，长孙无忌所修者为五十三卷本的《唐新本草》。

真实情况当然不是如此，引起误会的关键是长孙无忌地位之升降。长孙无忌与高宗为甥舅关系，于高宗又有拥立之功，故高宗即位之初，尤受器重。据《新唐书·艺文志》，永徽年间，孔颖达等奉诏撰《尚书正义》，刊定官有二十余人，排名前三位依次为"太尉扬州都督长孙无忌、司空李勣、左仆射于志宁"。可以想见，显庆二年（657）修撰本草时，一定也是以"性通悟，博涉书史"的长孙无忌领衔。

李勣职司本居长孙无忌之亚，而得升任《新修》的总监定自有原因。永徽六年（655），为废立皇后事，长孙无忌、褚遂良忤旨，而李勣独言"此陛下家事，何必更问外人"。自此以后，勣眷誉日隆，而无忌则不为高宗、武后所喜。据《旧唐书·礼仪志》，高宗初，议者以《贞观礼》节文未尽，乃诏长孙无忌等重加辑定，成一百三十卷，显庆三年（658）奏上，结果是"学者纷议，以为不及贞观"。由此可见在显庆三年的时候，无忌已不得志，故次年正月《新修》书成奏上之际，改由李勣领衔，便成顺理成章之事。

当然，仅因为修礼之事，尚不足以动摇无忌在朝廷的地位，或影响其在《新修》中的排名顺序。无忌之名退居李勣之次，直至最后从《新修》颁行本中删除，另有原因。

　　据《高宗纪》，永徽六年十月，高宗不顾无忌等的苦谏，废王皇后为庶人，立武则天为皇后，为此事武后颇衔恨无忌等。显庆四年（659）四月，因许敬宗诬陷，无忌被流黔州，旋投缳死。由于《新修》上表进呈在显庆四年正月，而许敬宗构陷事，两《唐书》虽未著准确时月，但皆记载许敬宗揣武后旨，阴使洛阳人李奉节诬无忌谋逆，高宗初不信，由辛茂将亲临按问，又经敬宗游说挑拨，遂将无忌"削官爵封户，以扬州都督一品俸置于黔州"。从诬告到定谳，必经过一段时间，其被诬恐在显庆三年末，正《新修》书成未上之时，或正因为此，至《新修》进呈时，改由李勣结衔奏上①，而将无忌之名退至第二。又据《新唐书·长孙无忌传》，显庆四年四月流放后，"后数月，又诏司空勣、中书令敬宗、侍中茂将等复按反狱。敬宗令大理寺正袁公瑜、御史宋之顺等即黔州暴讯，无忌投缳卒"。至此，无忌谋逆罪名正式成立。故在上元元年（674）长孙无忌平反以前的《新修》传写本中，均避嫌不书无忌之名。

修撰《新修本草》的动机

　　孔志约是大儒孔颖达之子，他以礼部郎中的身份参与

---

　　①　据《证类本草》引掌禹锡《嘉祐本草》提到"唐英公《进本草表》"云云，亦证明《新修本草》最终由英国公李勣领衔进呈。正因如此，所以此书又被称为《英公本草》；五代后蜀韩保升奉敕重修，即以《重广英公本草》为书名。

《新修》工作并撰序言。此序作于编撰完成之后而进呈以前，当时尚未发生人事变动，故仍以长孙无忌领衔。序言将修撰动机概括为"尽医方之妙极，拯生灵之性命"；指出陶弘景所著《本草经集注》作为当时通行的本草书，厥功虽伟，但时代所限，不免"闻见阙于殊方"，而一家之言，更兼"诠释拘于独学"；涉及药物名实、产地、采收等项，疏漏甚多，绵延至今，"承疑行妄，曾无有觉"；如果将错就错，"用之凡庶，其欺已甚；施之君父，逆莫大焉"。因此，当苏敬奏"陶弘景所撰本草，事多舛谬，请加删补"，迅速获得批准，组织人马进行编撰工作。针对陶著的弊病，乃以"上禀神规，下询众议；普颁天下，营求药物"的方式加以矫正。

唐代的国家医药管理机构较隋代更加完善，与医药有关的职司有四：一为隶属礼部的祠部，"掌祠祀享祭、天文漏刻、国忌庙讳、卜筮医药、僧尼之事"；二为隶属殿中省的尚药局，"总知中宫医药之事"；三为隶属太常寺的太医署，"掌医疗之法"；四为药藏局，专司皇太子医药事。《新修》的撰修人员主要出自这四个部门，书成以后，亦主要由这些部门执行实施。斟酌文献，略举数例。

（1）医学教育。太医署下属有医博士，据《大唐六典》云："掌以医术教授诸生，习本草、甲乙脉经。"日本承唐制度，《延喜式》要求："凡医生皆读苏敬《新修本草》。"又云："凡读医经者，《太素经》限四百六十日，《新修本草》三百一十日。"

（2）医学考试。《唐会要》卷八十二云:"乾元三年正月十日,右金吾长史王淑奏,医术请同明经选人。自今已后,各试医经方术策十道、本草二道、脉经二道、素问十道、张仲景伤寒论二道、诸杂经方义二道。"

（3）皇家医药保障。如尚药局之尚药奉御,"掌和合御药及诊候方脉之事",需比照本草,考察进御处方之君臣佐使、酸甘五味、寒热四气、配伍七情,乃至汤丸酒散的剂型是否合理。太医署之药园师"以时种莳,收采诸药",《新修》所载八百余种药物,"皆辨其所出州土,每岁贮纳,择其良者而进焉"。

（4）民间医疗事故鉴定。《唐律疏议》卷二十六云:"诸医为人合药及题疏、针刺,误不如本方,杀人者,徒二年半。其故不如本方,杀伤人者,以故杀伤论;虽不伤人,杖六十。即卖药不如本方,杀伤人者,亦如之。"疏议:"不如本方者,谓不如今古药方及本草。"

（5）医药知识之普及。《唐会要》卷八十二云:"开元十一年七月五日诏曰,远路僻州,医术全无,下人疾苦,将何恃赖。宜令天下诸州,各置职事医学博士一员,阶品同于录事。每州本草及百一集验方,与经史同贮。"

《新修本草》的内容及意义

《新修本草》凡五十四卷,本草正文二十卷,目录一卷;

药图二十五卷，目录一卷；图经七卷。

本草正文乃以《本草经集注》为蓝本，"增损旧文"而成。鉴于"陶弘景以《神农经》合杂家《别录》注名之，江南偏方，不周晓药石，往往纰缪"（《新唐书·于志宁传》），逐一考证之。如"石龙子"条，陶注提到守宫砂："守宫喜缘篱壁间，以朱饲之，满三斤，杀干末以涂女子身，有交接事便脱，不尔如赤志，故谓守宫。"石龙子即蜥蜴、壁虎之类，《新修》不以陶弘景之说为然，批评说："以其常在屋壁，故名守宫，亦名壁宫，未必如术饲朱点妇人也，此皆假释尔。……又云朱饲满三斤，殊为谬矣。"增补药物一百一十四种，其中多有舶来之品，如安息香、龙脑香、麒麟竭、阿魏、庵摩勒、胡椒之类，乃是盛唐时期"万方来朝"的真实写照。

相对于本草正文，图谱和图经更有价值。据孔志约序说，当时曾"普颁天下，营求药物，羽毛鳞介无远不臻，根茎花实有名咸萃"，图谱"丹青绮焕，备庶物之形容"，图经则"考其同异，择其去取"。

在印刷术发明以前，文献主要靠写本流传，至北宋开宝年间修订本草时，《新修》的图谱和图经部分早已亡佚，幸存的本草正文也已经"朱字墨字，无本得同，旧注新注，其文互阙"，此后不久，连正文也灰飞烟灭。幸运的是，清末傅云龙、罗振玉先后在日本访得本草正文影写本十卷；不久，敦煌又发现残卷数份，其中以日本杏雨书屋所藏孔志约序，以及法藏编号为P3714的朱墨分书之卷十最为珍贵；晚近则

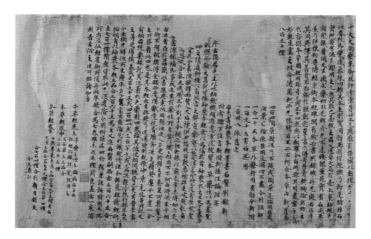

敦煌本《新修本草》序

以尚志钧辑校本[①]较为完善，基本恢复了《新修本草》正文部分的原貌。

客观言之，《新修本草》更像是一项"文化工程"，而不是"法律法规"；本草正文部分，往往是文献叠加，各种意见混杂在一起，很少下断语，令使用者无所适从；开创性地进行全国药物资源普查固然可贵，而收获的成果，仍类似于后来的《全国中草药汇编》，不能有所升华。尤其重要者，由于未能将官修本草加以制度化，唐以后的朝代，官修本草水平参差不齐。

《新修本草》问世三百年后，五代后蜀始加以修订，即

①　尚志钧辑校《新修本草》，安徽科学技术出版社，1981年。

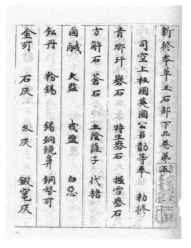

《新修本草》日本影写本

《重广英公本草》，通常称《蜀本草》；北宋初，朝廷热衷于医药文献的整理，开宝年间两度修订本草，分别是开宝六年（973）的《开宝新详定本草》和开宝七年（974）的《开宝重定本草》，并首次以雕版印刷的方式传播；宋仁宗嘉祐年间仿效初唐故事，再次全国范围征集药图、标本，本草正文由掌禹锡负责，编为《嘉祐补注神农本草》，简称《嘉祐本草》，图经部分由苏颂统筹，编为《本草图经》；南宋绍兴二十九年（1159）由医官王继先主编《绍兴校定经史证类备急本草》。宋以后官修本草跌入低谷，元代或许编有一部《大元本草》，原书失传，内容不详；明弘治十八年（1505）太医院院判刘文泰主持编修《本草品汇精要》，书成未久，明孝宗暴卒，刘文泰因"妄进药饵"下狱，编好的书遂搁置下来，没有正式出版；清代没有官修本草的举动。以康熙、乾隆之好大喜功，居然放弃官方对医药学术的主导权，实在是不可思议。这一方面可以理解为医药学术之地位低下，修本草属于可有可无之举动；另一方面，也得承认，有清一代没有一部官修本草，亦无损于政府卫生行政的正常运作，就此意义而言，将官修本草与"药典"画等号，未免褒举太高。

食物治病:《食疗本草》

"药食同源"为保健养生家津津乐道,却很少有人去追问,药物与食物在其发生发展过程中,究竟是怎样一种关系。

药食关系与食物疗病

农耕时代以前,食物主要通过采捕获得,渔猎需要体力,采集更需要智慧。《淮南子·修务训》说:"(神农)尝百草之滋味,水泉之甘苦,令民知所辟就。当此之时,一日而遇七十毒。"可算是对艰难时世的追忆[1]。

---

[1] 神农尝草木的本意是寻找可食之物,实无关于医药。如丹波元简在《医賸》中说:"神农尝百草之滋味,水泉之甘苦,令民知所避就。当此之时,一日而遇七十毒。此其尝百草为别民之可食者,而非定医药也。"

　　药物的出现，基于人类有意识的觅药行为，这一过程确实与觅食有关。可以设想这样的场景，"神农"品尝了大黄的根茎，腹痛腹泻，于是将这种"叶大根黄"的植物列入有毒有害品的清单，成为传说中所遭遇的"七十毒"之一。直到有一天，部落中的某人，因饮食积聚而备受煎熬，"神农"忽然想起这株能够"荡涤肠胃，推陈致新"的植物，找来给病者服下，各种不舒服霍然而愈。人类治疗史上第一种药物就此产生，"聚毒药以共医事"，大致就是这个意思。

　　按照《周礼》设想的政治制度，天官冢宰之下有膳夫，总管王宫的饮食烹饪，在与膳夫平级的医师系列中有"食医"，专门"掌和王之六食、六饮、六膳、百羞、百酱、八珍之齐（同剂）"。食医的职责，无关乎食品的色香味，而是根据当时的医学逻辑来搭配饮食，其工作性质类似于后世的营养配膳师。《汉书·艺文志》经方十一家中著录有《神农黄帝食禁》七卷，其书虽然不传，但参考《金匮要略》之"果实菜谷禁忌并治"，推测其内容乃是食物禁忌杂疗之类，可能就是"食医"们的创作。

　　魏晋南北朝食物类著作甚多，大半不传，从书名和少数佚文来看，大致可以分为两类：一类偏于膳夫庖官，以记载原料贮存、加工酿造、烹饪操作为主，乃至如祭祀等重大活动中的仪式化程序也在其中；另一类偏于食医，主要有食禁、食养、食治等三个方面，而仍然以食物禁忌为主。如《隋书·经籍志》著录之《老子禁食经》《黄帝杂饮食忌》，以及他书所引的《扁鹊食禁》《华佗食论（禁）》等，从书名看显然属于此类；此外，陶弘景《养性延命录·食戒篇》也专门讨论食忌。至于以食养、食治为宗旨的专著，或当以孙思邈《备急千金要方》卷二十六之"食治"为始作俑者①——此篇单行本通常称为《千金食治》。

食物治病并非唐代才有，《周礼·天官·疾医》"以五味、五谷、五药养其病"，据郑玄注："五谷，麻、黍、稷、麦、豆也。"相关"医学"解释，则见于杨上善《黄帝内经太素》："五谷、五畜、五果、五菜，用之充饥则谓之食，以其疗病则谓之药。是以脾病宜食粳米，即其药也；用充饥虚，即为食也。故但是入口资身之物，例皆若是。"

药物与食物之间，难于截然划断，典型的例子有二。《金匮要略》有当归生姜羊肉汤，治寒疝，腹中痛、里急："当归三两、生姜五两、羊肉一斤，以水八升，煮取三升，温服七合，日三服。"如果嫌此例中用到了药物当归，不够纯粹，还可以看华佗的故事。《三国志·华佗传》云："佗行道，见一人病咽塞，嗜食而不得下，家人车载欲往就医。佗闻其呻吟，驻车往视，语之曰：向来道边有卖饼家蒜齑大酢，从取三升饮之，病自当去。即如佗言，立吐蛇一枚。"对此，

---

① 见于《隋书·经籍志》医方类之《膳羞养疗》二十卷。从书名来看，或许属于食养、食治类著作，但已经完全亡佚，遂无从推断。郑金生先生在《食疗本草译注》前言中，将《千金要方·食治》视为"以食物为主体的食经和以药物为主体的本草开始逐渐融合、相互渗透"的"转机"，我非常赞同。

陶弘景在《本草经集注·序录》中说："此盖天地间物，莫不为天地间用，触遇则会，非其主对矣。"所以，米谷果菜、虫兽禽鸟，诸多可食之品，也堂而皇之地载入《本草经》。

从《千金食治》到《食疗本草》

《千金食治》共分五篇，序论说："夫含气之类，未有不资食以存生，而不知食之有成败。百姓日用而不知，水火至近而难识。余慨其如此，聊因笔墨之暇，撰五味损益食治篇，以启童稚，庶勤而行之，有如影响耳。"将本草果实、菜蔬、谷米、鸟兽部类中有关条文摘录出来，并将食忌的内容增补其中。比如"茗叶"条说："茗叶，味苦、咸、酸，温，无毒。可久食，令人有力，悦志，微动气。黄帝云：不可共韭食，令人身重。"茗叶即茶叶，据《茶经》引《神农食经》云："茶茗久服，令人有力、悦志。"又引壶居士《食忌》云："苦茶久食羽化。与韭同食，令人体重。"这些文献都可能为孙思邈参考，转录入《千金食治》。

孟诜（621–713）是孙思邈的弟子，善于摄生，常以药饵为事，亦享遐龄，卒年九十三。《旧唐书》本传载其格言云："若能保身养性者，常须善言莫离口，良药莫离手。"两《唐书》皆言孟诜撰有《补养方》《必效方》各三卷，另据《嘉祐本草》引书解题，提到《食疗本草》云："唐同州刺史孟诜撰，张鼎又补其不足者八十九种，并旧为二百二十七条，皆说食药治病之效。凡三卷。"故一般认为，孟诜所著原书名"补养方"，经张鼎增补而改名"食疗本草"。因为称作"本草"，此书遂从为数众多的方书中脱颖而出，《食疗本草》的书名也大显于世。

所谓"食疗"，其实与"食治"同义，应该是为避高宗李治之讳，改用"疗"字。就内容来看，延续《千金食治》而有发展。仍以"茗叶"条为例，《食疗本草》云："茗叶，利大肠，去热解痰。煮取汁，用煮粥良。又，茶主下气，除好睡，消宿食，当日成者良。蒸、捣经宿，用陈故者，即动风发气。市人有用槐、柳初生嫩芽叶杂之。"其中"主下气，除好睡，消宿食"，乃是根据《新修本草》增补；而"用陈故者，即动风发气"，应该是针对《千金食治》说茗叶"微动气"的补充说明。

有意思的是，《食疗本草》在很多条目下都提到南北方差异，如"海藻"条说："南方人多食之，传于北人，北人食之倍生诸病，更不宜矣。""昆布"条说："海岛之人爱食，为无好菜，只食此物。服久，病亦不生。遂传说其功于北人。北人食之，病皆生。"究其原因，认为"是水土不宜尔"。"杏"条说："若南方人北居，杏亦不食；北地人南住，梅乃啖多。"作者解释云："岂不是地气郁蒸，令人烦愦，好食斯物也。"这些内容，似来源于作者之闻见。

按，孟诜是汝州梁人，根据现存文献，他至少有两次南方任职的经历：一次时间甚早，《太平广记》引《御史台记》

敦煌出土《食疗本草》残卷

说孟诜"解褐长乐尉"，长乐即今福建长乐；一次约在永昌元年（689）前后①，因为识破药金，为武后所厌，由凤阁舍人迁台州司马，稍后回京担任春官侍郎（礼部侍郎）。而据《旧唐书·孙思邈传》云："上元元年（674），辞疾请归，特赐良马，及鄱阳公主邑司以居焉。当时知名之士宋令文、孟诜、卢照邻等，执师资之礼以事焉。"《食疗本草》中关于南北方地域差异的记载，更可能与他在浙江做台州司马的经历有关，由此判断，此书当成于公元689年以后。

《食疗本草》原本早佚，大量条文通过《医心方》《证类本草》等文献的引用而保存下来；更为可喜的是，20世纪初

---

① 《太平寰宇记》卷九十八："唐垂拱四年（688）三月，月桂子降于台州，司马孟诜、冬官侍郎狄仁杰以闻。"《太平广记》卷三百九十八引《洽闻记》："永昌年中（689），台州司马孟诜奏，临海水下冯义，得石连理树三株，皆白石。"

敦煌出土此书的五代写本，朱书药名，墨书正文，虽仅存完整条目二十余条，原书面目由此窥见，弥足珍贵。晚近多有辑复校注本流传。

食养、食禁、食治

除《食疗本草》外，重要的食疗著作还有唐昝殷《食医心镜》、五代陈士良《食性本草》、北宋王怀隐等《太平圣惠方》、元忽思慧《饮膳正要》、元贾铭《饮食须知》，以及明代几部分别题名为卢和、汪颖、薛己、姚可成、孟笨的《食物本草》，清王士雄《随息居饮食谱》等，皆各有特点，但内容上总不超出食养、食禁、食治三个方面。

先说"食养"，这与现代营养学有一定联系，也是古代食疗表现特出的地方。如利用海藻、昆布以及动物的甲状腺（羊靥、鹿靥）之类含碘丰富的物质，治疗缺碘引起的地方性甲状腺肿（瘿瘤）；以富含维生素A的动物肝脏改善夜盲症（雀盲）病人的视力。此人所共知者，毋庸赘言。

尤可注意者，《食疗本草》"黍米"条云："不得与小儿食之，令不能行。若与小猫、犬食之，其脚便蹫曲，行不正。缓人筋骨，绝血脉。"从症状描述来看，与维生素B_1缺乏引致脚气病出现的病理步态非常类似，其中甚至提到，可以利用"动物实验"来做验证。根据营养成分表，黍米含有B族维生素，按道理不应该引起脚气病，或许也与稻米的情况一

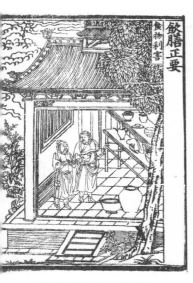

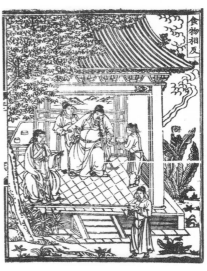

《饮膳正要》之食物利害图　　　　　　《饮膳正要》之食物相反图

样，精加工导致维生素丢失，具体情况有待进一步研究[①]。

"食忌"大约有三种情况。一种是疾病禁忌，比如痛风病人避免食用嘌呤含量较高的食物，如豆制品、海产品；糖尿病患者应控制碳水化合物的摄入；高血压病人应该注意低钠饮食。一种是药食禁忌，比如饮茶降低铁剂的吸收，使用头孢菌素期间饮酒可能出现双硫仑反应等。古代食疗文献中，这两类食忌也有很多，尽管某些禁忌在现代医学看来，未必正确，但其出发点古今基本一致。

还有一种是食物之间的禁忌，这一类直到今天，仍通过各种信息渠道广为流传。随手点开微信，"警惕十种最致命的相克食物"，"十二种饮食禁忌，小心吃错丧命"，不同版本的禁忌清单，内容错综复杂，看得人头皮发麻。仔细追究起来，这些流言的始作俑者便是《食疗本草》之类的文献。而现代营养学家可以负责任地说，两种或多种食物，绝不会因为合用的缘故，在短时间内，导致严重的不良反应，更遑论引起死亡[②]。

各类禁忌中流传最广的是蜂蜜与葱的传说。《金匮要略》云："生葱不可共蜜食之，杀人。"又说："食蜜糖后四日内食

---

① 或许是因为《食疗本草》这段文献解读有些困难，营养学著作更喜欢引用陈藏器《本草拾遗》的记载作为维生素 B_1 缺乏引致脚气病的例证："黍米及糯，饲小猫、犬，令脚屈不能行，缓人筋故也。"但依时间先后而论，这段话显然出自《食疗本草》。

② 这一结论专门咨询过我的朋友，美国宾夕法尼亚州立大学营养流行病室主任，从事营养学、流行病学和神经学疾病研究的高翔（得之）教授的意见。

生葱韭，令人心痛。"这是所见最早的蜜葱食忌文献。《医心方》引《养生要集》云："葱薤不可合食白蜜，伤人五脏。"又云："食生葱啖蜜，变作腹痢，气壅如死。"《千金食治》引《黄帝内经》云："食生葱即啖蜜，变作下利。食烧葱并啖蜜，壅气而死。"《食疗本草》云："葱，切不可与蜜相和，食之促人气，杀人。"事实又如何呢？动物实验是用小白鼠做的，先蜜后葱、先葱后蜜、葱蜜同食，多蜜少葱、多葱少蜜、葱蜜等量，葱叶、葱白，大葱、小葱，总之一切可能性都考虑到了，也没见到有确切的毒性反应发生；虑及人与动物的差异性，更有勇敢者"以身试葱蜜"，同样安然无恙。养蜂专家提出一种具可能性的解释，或许真有人因同吃蜂蜜和生葱死掉，旁观者先入为主地觉得蜂蜜、生葱都不会有问题，于是直接将死亡原因认定为二者合用；可事实上，以有毒植物如乌头、雷公藤、狼毒、羊踯躅、胡蔓藤为蜜源获得的蜂蜜，仍含有原植物中的毒性物质，摄入过多，照样可引起死亡，这与吃葱与否，全无干系。可一旦被"经典"记载下来，既有文献的层叠略加，再加上民间的口耳相传，遂成为颠扑不破的"真理"。

食物疗饥，药物治病，乃是常识；若是颠倒过来，以药丸充饥，用食物治病，则成为笑谈。一项比喻可以说明"食养"与"食治"的不同。基于不太确切的研究报告，说芹菜所含的芹菜素或许有助于控制血压，于是让高血压病人常吃芹菜，这样的建议算不得离谱；可因此让病人停止正规的高

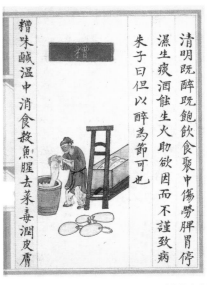
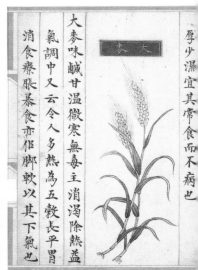

厚少濕宜其常食而不病也

大麥味鹹甘溫微寒無毒主消渴除熱益
氣調中又云令人多熱為五穀長平胃
消食療脹暴食亦作脚軟以其下氣也

糟味鹹溫中消食救魚腥去菜毒潤皮膚

朱子曰但以醉為節可也

濕生痰酗酒胑生火助欲因而不謹致病

清明旣醉旣飽飲食聚中傷勞胖胃停

《食物本草》中的插图

血压药物治疗，专门靠芹菜来降低血压，就荒谬而有害了。

何以如此呢？药与食同源而异途，食物是能够满足机体正常生理和生化能量需求，并能延续正常寿命的物质。相对于药物而言，食物对机体生理生化过程的干预极小，正因如此，长期乃至终身食用，一般不会给机体造成严重伤害；也正因如此，食物不足以改变因疾病而异常的生理生化过程，故不可能取代药物。

即使站在传统医学的立场，过度强调食物疗疾，也很难做到逻辑自洽。孙思邈可能注意到了这一点，故在《千金食治》的序论中明确承认药与食为两途，即所谓"安身之本，必资于食；救疾之速①，必凭于药。不知食宜者，不足以存生也；不明药忌者，不能以除病也"，并指出，只是缘于药性猛烈，担心"发用乖宜，损伤处众"，所以建议医生治病，先"以食治之"，若"食疗不愈，然后命药"。但是，并没有以食疗代药疗的意思。《太平圣惠方·食治论》即秉承此旨，把食疗作为药疗的辅助。如在"食治三消（消渴、消中、消肾）诸方"的引论中说："今以饮食调治，以助药力也。"当然，按照今天的医学观点，能被食物治愈的疾病，多数也算不得真正意义的疾病。

---

① "救疾之速"，据《太平圣惠方》作"救疾之道"，于意为长。

炼丹制药:《雷公炮炙论》

在西方，炼金术（Alchemy）是近代化学（Chemistry）的先驱，而化学则是药物学的基础；中国古代，炼丹术绕开了化学，直接以"炮炙"的方式参与药学实践。"炮炙"今多写作"炮制"，指中药生药在进入制剂、调剂环节之前的处理过程，大致包括药材的拣选净制和饮片的深度加工（如水制、火制、水火共制等）。《雷公炮炙论》是中药炮制学的开山之作，也是一部深受炼丹术影响的本草文献。

《雷公炮炙论》产生的年代

《雷公炮炙论》（以下省称《炮炙论》）不见于《旧唐书·经籍志》《新唐书·艺文志》，宋代书目著录此书最早者为《崇文总目》，该书卷三载"《炮炙论》三卷，雷敩撰"，又"《陈雷炮炙论》三卷"。南宋赵希弁《郡斋读书后志》记载稍详:"《雷公炮炙》三卷。右宋雷敩撰,胡洽重定。述百药性味及炮熬煮炙之方,其论多本之乾宁晏先生。敩称内究守国安正公,当是官名,未详。"如丹波元胤在《医籍考》中所言:"胡洽名见于刘敬叔《异苑》,彼加重订,则当为宋人矣。"故此"宋"指南朝刘宋无疑。而在赵希弁以前,北宋苏颂对《炮炙论》的成书年代另有说法,《本草图经》"滑石"条云:"雷敩虽隋人,观其书,乃有言唐以后药名者,或是后人增损之欤。"因此,本草界的主流意见认为:该书最早成书似应在刘宋,最晚也不会出现在隋以后。至于其序言或某些药物资料有可能是后人掺杂于其中。晚来祝亚平在详细研究了《炮炙论》与炼丹术的关系,详细对比外丹文献,分析书中出现地名的建置年代后认为,《炮炙论》写成于唐武后垂拱至唐代宗宝应年间(686–762),传抄于唐末宋初,其说甚有道理①。

① 前一种意见以《历代中药文献精华》(尚志钧、林乾良、郑金生著,科学技术文献出版社,1989年)为代表,晚近几乎所有的中医药著作皆沿用这一结论;祝亚平的意见,先有论文《〈雷公炮炙论〉著作年代新证》刊载于《中华医史杂志》1992年第4期,稍后出版《道家文化与科学》(中国科学技术大学出版社,1995年),论述更详。我基本赞同祝先生的看法,故本书将"雷公炮炙论"排在"食疗本草"之后。本文与《丹经》有关的部分,多处参考祝先生的研究成果,特此说明。

炮炙与炼丹的关系

宋人已经注意到《炮炙论》与炼丹术之间的联系，前引《郡斋读书后志》说"其论多本之乾宁晏先生"，据《本草纲目》云："乾宁先生名晏封，著《制伏草石论》六卷，盖丹石家书也。"[①] 至于《炮炙论》本身，处处都有炼丹术的影子，不妨以"丹砂"条文为例展开讨论。《炮炙论》云：

> 凡使，宜须细认，取诸般尚有百等，不可一一论之。有妙硫砂，如拳许大，或重一镒，有十四面，面如镜，若遇阴沉天雨，即镜面上有红浆汁出。有梅柏砂，如梅子许大，夜有光生，照见一室。有白庭砂，如帝珠子许大，面上有小星现。有神座砂，又有金座砂、玉座砂，不经丹灶，服之而自延寿命。次有白金砂、澄水砂、阴成砂、辰锦砂、芙蓉砂、镜面砂、箭镞砂、曹末砂、土砂、金星砂、平面砂、神末砂，已上不可一一细述也。夫修事朱砂，先于一静室内，焚香斋沐，然后取砂，以香水浴过了，拭干，即碎捣之，后向钵中更研三伏时竟，取一瓷锅子着研了砂于内，用甘草、紫背天葵、五方草各锉之，着砂上下，以东流水煮亦三伏时，

① 检《新唐书·艺文志》著录"《乾宁晏先生制伏草石论》六卷，晏封"，《崇文总目》同，宋《秘书省续编到四库阙书目》作"《郭晏封草石论》五卷"。按，《制伏草石论》疑即《炮炙论》所称引之《乾宁记》。

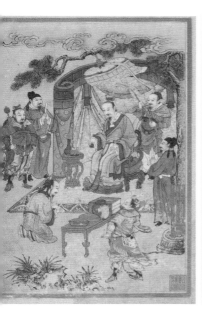

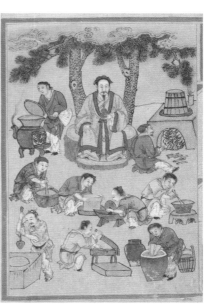

《补遗雷公炮制便览》之黄帝授书图　　　　《补遗雷公炮制便览》之雷公炮炙图

勿令水火阙失，时候满，去三件草，又以东流水淘令净，干晒，又研如粉，用小瓷瓶子盛，又入青芝草、山须草半两盖之，下十斤火煅，从巳至子时方歇，候冷再研似粉。如要服，则入熬蜜，丸如细麻子许大，空腹服一丸。如要入药中用，则依此法。凡煅，自然住火。五两朱砂，用甘草二两，紫背天葵一镒，五方草自然汁一镒，若东流水取足。

先说语言特征。《炮炙论》的确有别于一般的本草学著作，李时珍说："其性味炮炙煮熬修事之法多古奥，文亦古质，别是一家。"冈西为人《宋以前医籍考》也说："然其文古奥，断非宋人所能作。"而事实上，所谓"古奥"云云，不过是溢美之词，如以上这一大段文字叙述具体操作过程，口语化程度甚高，其语言风格与唐宋丹书颇为一致。

引文述说朱砂种类十八品，其中十二种皆见于唐代丹经，如妙硫砂、梅柏砂见于《金石簿五九数诀》，神（天）座砂、金座砂、玉座砂见于《七返灵砂论》，土砂、金星砂、平面砂见于《龙虎还丹诀》，辰锦砂、芙蓉砂、镜面砂、箭簇砂皆见于《丹方鉴源》。关于朱砂的炮制，首先通过仪式化行为，在静室内焚香斋沐，彰显神圣性，然后才进入操作程序：步骤一，朱砂先用香水浴过，碎捣，细研三伏时，加入辅料（甘草、紫背天葵、五方草），于瓷锅子中煮三伏时；步骤二，淘洗晒干，细研，加入辅料（青芝草、山须草），于小瓷瓶子中煅烧,研为粉末。

　　具体技术细节,最能看出炮制与炼丹的关联。首先是净制,择拣洗浴以去除杂质,朱砂的处理方法是"香水浴",此处是水洗之意,属于水制之法,后文以东流水淘洗亦同。丹经别有"沐浴",乃指用水碾磨,《丹房须知·沐浴十八》云:"丹诀曰:卯酉为沐浴,诸家皆钵研三千遍,此法至微至妙,非人不能造也。"

　　其次是粉碎。采用捶、捣、研、杵诸法,使固体物破碎,操作时有层次不同,如自然铜先捶碎,再捣破,最后研如细粉。为了避免粉碎中药物损耗,磁石用布裹捶细。使用的器具有臼、钵。朱砂用捣、研的方式,另外,对朱砂这类较坚硬药物的"研",有一项技巧,称为"水飞"——将初步捣碎的颗粒置乳钵中,加入液体快速同研,倾出上层悬液另器贮藏,待沉淀后得较为细腻的微粉。如《太清石壁记》卷下云:"(铁粉)以水飞之,如有脚,依前以水飞之,以细为度。"《炮炙论》中水飞之法甚为丰富,除用普通水或新汲水、东流水外,也使用甘草水、白盐汤等飞。按,水飞之法为炼丹家所创,雷敩始将其引入中药炮制领域。直到今天,许多矿物类中药的粉碎处理,如朱砂、雄黄等仍用此法。

　　然后是煮,属于水火共制之法。此处将植物性辅料直接放在朱砂上下进行煎煮,相对简易,较复杂的煮法见"密陀僧"条:"于瓷锅中安置了,用重纸袋盛柳蚌末,焙密陀僧锅中,次下东流水浸,令满,着火煮一伏时足,去柳末、纸袋，取密陀僧用。"后一种方法则类似丹经之"悬胎煮法"，即将药物盛入袋中，然后连袋一同放入液体中煮制。

随后是干燥，此处是晒干，如《诸家神品丹法·伏火神锦砂法》云："以绯帛各颗裹了，于日中晒干。"干燥法还有浪干，"白垩"条云："然后将盐汤飞过，浪干。"道书作"眼干"，如《庚道集》云："用前药煮朱砂五两，眼干，乳细入水中。"据陈国符《中国外丹黄白法考》解释，"眼干"即是日干之意。又有焙干，"石钟乳"条云："漉出拭干，缓火焙之。"即以微火烘烤令干，《庚道集》云："慢焙十分干，无湿气方入鼎封固。"

进一步粉碎后，将朱砂放入小瓷瓶内与辅料一同煅烧。按，煅属于火制之法，置药于密闭容器中以猛火烧，如《铅汞甲庚至宝集成·子午灵砂法》亦用此法。

朱砂的炮炙过程中两处用到植物性辅料，这与草木炼丹术有关。在炼丹术发展过程中，自汉至隋，草木一般都不入于丹方。隋代方士青霞子苏元朗首先使用草木炼丹，唐以后此风渐盛。唐代是炼丹术的高峰，也是丹药中毒最多的时代。使用草木炼丹，主要是想以草木来制服金石药的毒性，这一点在《炮炙论》中也有所反映。如《炮炙论》"水银"条云："（水银）若先以紫背天葵并夜交藤自然汁同煮一伏时，其毒自退。"

更宜注意者，作为辅料的"紫背天葵"，是一种与炼丹术关系密切的"神奇植物"，《炮炙论》在朱砂、曾青、云母、

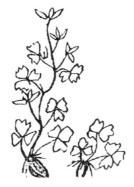

《草木便方》之千年鼠屎（紫背天葵）图

石钟乳、白矾、水银、雄黄、硫黄、砒石、海藻的炮制中都
用到此物。《通志·昆虫草木略》云："《尔雅》曰冰台，菟葵
曰天葵。又曰：莃，菟葵。《雷公炮炙》所用紫背天葵是矣。
叶如钱而厚嫩，背微紫，生于崖石。凡丹石之类，得此而后
能神，所以雷公一书汲汲于天葵，恨世人不识之，臣近得之
于天台僧。"紫背天葵医家罕用，故本草记载其少，直到清
代赵学敏《本草纲目拾遗》始揭出真相："濒湖（指李时珍）
于菟葵释名下引《图经》云，菟葵即天葵，而于集解中，又
不载《图经》所云形状，而独取郑氏《通志》。按此即紫背
天葵也。其叶分三歧，如三叶酸草而大。有根，根下有子，
年深者其子大如指，俗呼千年老鼠屎，以其形黑皮粗如鼠屎
状也。故《外丹本草》曰雷丸草，以其根下有子如雷丸也。
此则全非葵类，不过有葵之名而已。"根据赵学敏的描述，

这种紫背天葵为毛茛科植物天葵 *Semiaquilegia adoxoides*。

炮制操作，火候最是关键，上文称"勿令水火阙失"即是此意。火候指用火的技巧、程序、温度变化等，乃丹书不传之秘，如《金丹秘要参同录》云："凡修丹最难于火候也，火候者，是正一之大诀，修丹之士，若得其火候，何忧其还丹之不成乎。设若火候不全，如何制作。万卷丹经，秘在火候。"《炮炙论》用火悉以斤为计量单位，如本条"下十斤火煅"，此为炼丹家所特有者。"十斤火"即用十斤炭生火，如《诸家神品丹法·葛仙翁丹经内伏胆矾法》："亦可先养一日，后用三斤火煅之。"按照《炮炙论》的说法，"凡煅，自然住火"，即随炭火烧尽，恰好完成炼制过程。要满足此要求，炭也需专门制作。如《丹房须知·造炭法》云："燔坚于净窑中为炭，木臼杵之万下，糯米拌和，捣丸如鸡子大，晒干，烈炉预焚，令通红光，称斤两，旋旋进火，若一候用一两者，旦夕常令数足。"

炮制朱砂使用到了瓷锅子、小瓷瓶子，这也是佐证此书问世年代的重要证据。根据陈国符在《道藏源流续考》中的意见，丹经使用瓷器是在孙思邈以后。《诸家神品丹法·孙真人丹经》云："取上好真朱砂八两，用光滑新磁器内盒之，使湿土筑磁器楞上，勿令烟走失。"

朱砂在普通医方及服食处方中都是常用之品，而一般治疗处方使用本品不外净选水飞，如《外台秘要》辟瘟疫："取上等朱砂一两细研，以白蜜和丸如麻子大，常以太岁日

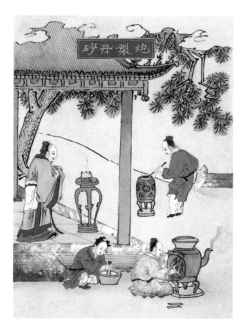

《补遗雷公炮制便览》之炮制丹砂图

平旦，一家大小勿食诸物，面向东立，各吞三七丸。"作服食用始有若干考究之处，如《抱朴子内篇·金丹》所载诸家丹法，陶弘景也说："炼饵之法，备载《仙方》，最为长生之宝。"而《炮炙论》在详述朱砂炮制操作后，专门指出："如要服，则入熬蜜，丸如细麻子许大，空腹服一丸。如要入药中用，则依此法。"此意味着朱砂即使入普通处方用，亦当炮制如法。

炮制的目的，《炮炙论》虽未明言，但从相关条文分析，降低毒性应是最主要的原因，如"水银"条提到"其毒自退"，"硝石"、"白矾"条皆说"自然伏火"①，"白垩"条云"免结涩人肠"等。此外，在"丹砂"、"曾青"、"云母"、"石钟乳"、"雄黄"、"硫黄"、"石膏"、"砒石"、"自然铜"等条中都以能"解百药毒"的甘草为辅料，亦应出于此种考虑。《炮炙论》对金石药物的处理涉及煮、熬、煅、飞、研诸法，其操作是否合理可行，另当别论，但丹砂、雄黄、雌黄、硫黄等物均用水（药汁）长时间煮制，客观上的确起到净化减毒的作用。如雄黄、雌黄皆以药汁煮三伏时（72小时），揆其目的乃是尽可能去除原矿物中含有的可溶性砷如 As_2O_3，以降低毒性。

祝亚平将《炮炙论》的成书年代下限确定在唐代宗宝应年间（762–763），由《炮炙论》涉及的具体药物来看，时间可能还需往后移。该书记有仙茅的炮制法，据《本草图经》

---

① 按，"伏火"一词在《丹经》中意义甚广，此指伏住火毒，即《黄帝九鼎神丹经》中"药不伏火不可服"之意。

引《续传信方》云："本西域道人所传。开元元年（713）婆罗门僧进此药，明皇服之有效，当时禁方不传。天宝之乱，方书流散，上都不空三藏始得此方，传与李勉司徒、路嗣恭尚书、齐杭给事、张建封仆射服之，皆得力。"由此知仙茅在唐玄宗开元天宝之际才传入中土。炮制水银使用了夜交藤的自然汁，夜交藤乃何首乌的地上部分，《日华子本草》云："其药本草无名，因何首乌见藤夜交，便即采食有功，因以采人为名耳。"《本草图经》云："唐元和七年（812），僧文象遇茅山老人，遂传其事。"因此，将《炮炙论》的成书年代确定为晚唐较为合适。

《炮炙论》以"雷公"为书名，雷公是传说中上古名医，《黄帝内经》有部分篇章即假托黄帝与雷公的问答。本书究竟是因作者姓雷而称雷公，或是刻意高攀，不得而知，后人谈论本书，渐渐有误会者。如张仲景《五藏论》云："神农本草，辩土地以显君臣；陶景注经，说酸咸而陈冷热。雷公妙典，咸述刨（炮）炙之宜；仲景奇方，委说根茎之用。"此处"雷公"的身份尚不分明。《云笈七签·轩辕本纪》则说："（黄帝时）有雷公述《炮炙方》，定药性之善恶。"明代成书的《补遗雷公炮制便览》，开篇即云："黄帝坐明堂，召雷公而问之曰：子知医之道乎？雷公对曰：诵而颇能解，解而未能别，别而未能明，明而未能彰。黄帝因而授之。事见《黄帝内经·著至教论篇》。由是雷公医道益著，有《炮炙论》，其序载在本草，云公姓雷名敩。"如此，则两位雷公合二为一矣。

域外方药:《海药本草》

为了区别本土原有物种,给域外方物命名,经常用"胡"、"番"、"海"、"洋"等字样作为前缀,食物之胡麻、番茄、海椒、洋葱等,可算耳熟能详;药物也有外来,如胡桐泪、番红花、海红豆、洋金花之类,亦非陌生。唐代丝绸之路发达,陆海两路畅通,伴随文化交流,经济贸易也空前繁荣。在此背景下,随着域外药物的大量涌入,有鉴于"胡药之性,中国多不能知"[1],第一部专门记录外来药物的著作《胡本草》应运而生。

海药:外来药物

《胡本草》的作者是以诗书画三绝驰名的郑虔(691-

---

① 见《资治通鉴》卷二百一十一,开元四年(716)监察御史杨范臣答唐玄宗语。

759），杜甫《八哀诗·故著作郎贬台州司户荥阳郑公虔》称赞说:"天然生知姿，学立游夏上。神农或阙漏，黄石愧师长。药纂西极名，兵流指诸掌。贯穿无遗恨，荟蕞何技痒。"自注云:"公长于地理，山川险易、方隅物产、兵戍众寡无不详。又著《荟蕞》等诸书，又集《胡本草》七卷。"此书不传，仅有极少数条文被段公路《北户录》所引用。从《胡本草》佚文来看，虽以"本草"为书名，仍以记录药物产地、形色为主，其性质略如《异物志》《南方草木状》之类，属于博物学著作。稍晚出的《海药本草》，虽然也夹杂各种传闻，但每药皆有性味，侧重讨论主治功用、炮制配伍，完全摆脱博物性质，算得上真正意义的本草书①。

就跟《胡本草》的"胡"不局限西北胡地一样，《海药本草》的"海"也不特指经海路舶来。《本草纲目》"果部"有海红，一名海棠梨，李时珍释名:"按李德裕《花木记》云:凡花木名海者，皆从海外来，如海棠之类是也。又李白诗注云:海红乃花名，出新罗国甚多。则海棠之自海外有据矣。"所以鲁迅在杂文《看镜有感》中说:"古时，于外来物品，每

---

① 北京大学陈明教授所著《中古医疗与外来文化》(北京大学出版社，2013年)，对外来药物，尤其是《海药本草》研究极深，曾当面承教，获益甚多。本书多处参考陈先生的研究成果，特此说明。

加海字，如海榴、海红花、海棠之类。"①

　　据《通志》记载："《海药本草》六卷，李珣撰。"《本草纲目》补充说："珣盖肃、代时人，收采海药亦颇详明。"李时珍的说法不知何所依据，检该书"象牙"条引《酉阳杂俎》云云，成书时间显然应该晚于肃宗、代宗。直到陈垣著《回回教入中国史略》，才首次将《海药本草》的作者与五代前蜀词人李珣相联系。陈垣说："李时珍《本草纲目》引李珣《海药本草》谓为肃代时人。然吾观《海药本草》所引，有段成式《酉阳杂俎》，则珣必在段成式后，其为五代时世业香药之李珣无疑。然则珣并知医，与元末回回诗人丁鹤年兼擅医术同，亦回回风俗也。吾有李珣《海药本草》辑本。"有关五代李珣的史料不多，但大都能与《海药本草》的内容相呼应，故陈垣的意见很快为学界所接受。

　　后蜀何光远《鉴诫录》说："宾贡李珣，字德润，本蜀中土生波斯也。"李珣祖辈是波斯人，入华时间失考，但详检《海药本草》，仍能看出他对波斯文化的熟悉。本书与波斯有关的药物有十余种。直接以波斯为名者，如波斯白矾、波斯芜荑、波斯松树脂；提到药物的波斯名字，如无名子

---

　　① 海棠的得名，牵涉一桩公案。《本草纲目》所说的海红，是蔷薇科植物西府海棠 *Malus micromalus* 的果实，这一植物为中国原产，其他几种木本海棠，如垂丝海棠、贴梗海棠、木瓜海棠，也不是外来物种，所以"海棠"并非从海外引种而得名。当然，也不排除唐人所称的海棠另是一种外来植物的可能。不过，除海棠以外，许多冠以"海"字的植物，如海榴、海红豆之类，的确是"从海外来"的意思。

"波斯家呼为阿月浑";以波斯国为产地者,如金线矾、银屑、绿盐、胡桐泪、蒟酱、莳萝、安息香、没药、无食子、婆罗得、荔枝等。

还特别提到某些药物在波斯的应用情况,如"诃梨勒"条说:"波斯将诃梨勒、大腹等舶上,用防不虞。或遇大鱼放涎滑,水中数里不通舡也,遂乃煮此洗其涎滑,寻化为水。"又如"无食子"条说:"谨按徐表《南州记》云:波斯国,大小如药子。味温、平,无毒。主肠虚冷痢,益血生精,乌髭发,和气安神,治阴毒痿。烧灰用。张仲景使治阴汗,取烧灰,先以微温浴了,即以帛微裹,后傅灰囊上,甚良。波斯每食以代果,番胡呼为没食子,今人呼墨食子,转谬矣。"无食子今称没食子,是没食子蜂以产卵器刺伤没食子树的幼芽,在其中产卵孵化,树枝上逐渐形成的虫瘿样赘生物,所含没食子酸可以做染发剂。如北京中医药大学陈明教授指出:"李珣不仅利用自己的语言背景,指出番胡的正确读音(没食子)和今人的读音误差(墨食子),而且总结出无食子具有黑髭发的功效。"

波斯人素以识宝著称,故事甚多。《海药本草》"玉屑"条:"《别宝经》云:凡石韫玉,但夜将石映灯看之,内有红光,明如初出日,便知有玉。《楚记》卞和三献玉不鉴,所以遭刖足,后有辨者,映灯验之,方知玉在石内,乃为玉玺,价可重连城也。"陈明认为,波斯人善别宝物,在唐代社会影响很大,"波斯别宝"乃至成为中土僧人禅谈的话头,屡见

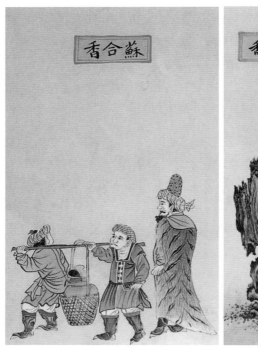
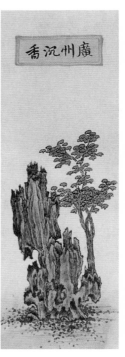

《本草品汇精要》之苏合香图　　《本草品汇精要》之
广州沉香图

于经藏，此处之《别宝经》，很可能是外来波斯人所写的文献遗存。

舶来的香药

唐代士人对香料情有独钟，"桂筵含柏馥，兰席拂沉香"，并非夸张。《开元天宝遗事》说杨国忠构四香阁，"用沉香为阁，檀香为栏，以麝香、乳香筛土和为泥饰壁"。《香乘》说"唐明皇君臣多有用沉、檀、脑、麝为亭阁"。据《旧唐书·李汉传》云："敬宗好治宫室，波斯贾人李苏沙献沉香亭子材。"陈垣甚至怀疑，这位李苏沙即是李珣的先人。尽管证据不够充足，但香料贸易确实是波斯商人的主要业务范围。据《茅亭客话》，李珣的弟弟李玹便"以鬻香药为业"。《鉴诫录》说，李珣勤学能文，友人因其波斯身份作诗嘲之云："异域从来不乱常，李波斯强学文章。假饶折得东堂桂，胡臭薰来也不香。"末句说东堂桂香也压不住胡臭，结合李家的香药产业，可能还含有双关之意。由此而论，《海药》多载香药，也是理所当然者。

香药基本都是海外舶来，因此谣言甚多，谬误最深的莫过于东晋俞益期《与韩康伯笺》转述外国老胡的话："众香共是一木，木根为旃檀，木节是青木，木花为鸡舌，木叶为藿香，木胶为薰陆，木心为沉香。"后来《金楼子》也信以为真，有云："一木五香，根为檀，节为沉，花为鸡舌，胶为薰陆，叶为藿香。"其实，旃檀是檀香科檀香，青木是菊科云木香，鸡舌是桃金娘科丁香，藿香是唇形科广藿香，薰陆是橄榄科乳香，沉香是瑞香科沉香，各不相同，岂能混为一谈。揆其原因，大约是沉香有不同商品种类，外行人遂以讹传讹，其正确版本当如《海药本草》"沉香"条所说："当以水试，乃知子细。没者为沉香，浮者为檀，似鸡骨为鸡骨香，似马蹄者为马蹄香，似牛头者为牛头香，枝条细实者为青桂，粗重者为笺香。已上七件并同一树。"

《海药本草》所载香药用处各别，除治病疗疾外，降真香"烧之，或引鹤降，醮星辰，烧此香甚为第一，度箓烧之，功力极验"；兜纳香"能辟远近恶气，带之夜行，壮胆安神"；甘松香"合诸香，及裹衣妙也"；藕车香"凡诸树木蛀者，煎此香冷淋之，善辟蛀虫也"；迷迭香"不治疾，烧之祛鬼气，合羌活为丸散，夜烧之，辟蚊蚋，此外别无用矣"。

李珣的道教信仰

唐代三夷教，即祆教、景教、摩尼教，在波斯都有信仰者，李珣家族的信仰情况究竟如何，不得而详；至于陈垣将李珣归为"回回教"，证据明显不足。尤其有意思的是，《海药本草》中完全没有反映这些外来宗教的特点，却有若干道教炼丹术的内容。如"庵摩勒"条，"凡服五石之人，常宜服也"；"石流黄"条，"并宜烧炼服，仙方谓之黄硇砂，能坏五金，亦能造作金色，人能制伏归本色，服而能除万病"；"藤黄"条，"画家及丹灶家并时烧之"等。

更可注意的是，"波斯白矾"条说："多入丹灶家，功力逾于河西石门者。"按，《名医别录》谓矾石"生河西山谷，及陇西武都、石门"，此言波斯白矾"功力逾于河西石门"，即外国矾石胜过国产者之意。检道书，《丹房镜源》云："波斯白矾，形如棘针，能干汞。"《龙虎还丹诀》也用到波斯白矾。唐末五代李光玄著《金液还丹百问诀》，则直接谈论波斯白矾与国产白矾的优劣："不信仙方宁远，岂知大道无烦。谓灵丹不在此间，言至药生于海外。便向波斯国内，而求白矾紫矾；或向回纥域中，寻访金刚玉屑。"尽管《金液还丹百问诀》的立意与《海药本草》的观点不太一样，但亦可以证明，《海药本草》说波斯白矾"功力逾于河西石门者"，乃是炼丹家之言。

没有直接证据说李珣修道，但据《茅亭客话》，其弟李玹"好摄养，以金丹延驻为务，暮年以炉鼎之费，家无余财，唯道书药囊而已"。结合《海药本草》的具体内容，推测李珣具有道教信仰，应该可以成立。研究者早已注意到，著名的"大秦景教流行中国碑"用道教术语来阐释景教教义，因此陈明提出一种有意思的假说："医学或许是景教与道教相联系的另一个纽带。尤其是在遭受会昌灭法之灾后，景教徒借助经营香药或者从事医疗的优势而顺势转入道教，以道教的外衣来掩饰本来的宗教面目。"

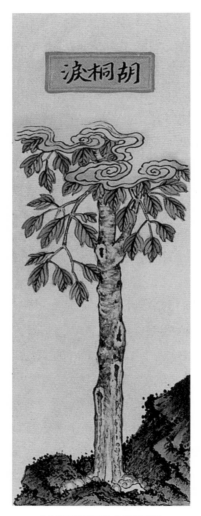

《本草品汇精要》之胡桐泪图

《花间集》及其他

李珣以文学成就知名,《十国春秋》说他"以小辞为后主所赏,常制《浣溪沙》词,有'早为不逢巫峡夜,那堪虚度锦江春',词家互相传诵。所著有《琼瑶集》若干卷。"《琼瑶集》不传,合并《花间集》《尊前集》所载,尚存词作五十余首,其中最著名者为《南乡子》十七首。

《南乡子》描述南国水乡景色,如云:"山果熟,水花香,家家风景有池塘。木兰舟上珠帘卷,歌声远,椰子酒倾鹦鹉盏。"又:"归路近,扣舷歌,采真珠处水风多。曲岸小桥山月过,烟深锁,豆蔻花垂千万朵。"又:"携笼去,采菱归,碧波风起雨霏霏。趁岸小船齐棹急,罗衣湿,出向桄榔树下立。"又:"红豆蔻,紫玫瑰,谢娘家接越王台。一曲乡歌齐抚掌,堪游赏,酒酌螺杯流水上。"

《御选历代诗余》引周密说:"李珣、欧阳炯辈俱蜀人,各制《南乡子》数首以志风土,亦竹枝体也。"检李珣这组《南乡子》中多处提到越王台,如"越王台下春风暖","谢娘家接越王台","刺桐花下越台前"。越王台在广州越秀山,南越王赵佗所筑,张九龄《使至广州》有句云:"人非汉使橐,郡是越王台。"因此况周颐《餐樱庑词话》提出疑问:"珣蜀人,顾所咏皆东粤景物,何耶?"仔细检理李珣这些词作,其所吟咏的南国风物,如红豆蔻、刺桐花、桄榔树、椰子、荔枝等，颇与《海药》相呼应。由此看来，李珣应该到过岭南，《海药本草》尽管以征引文献为主，仍有作者亲身经历。

《鉴诫录》说李珣是"蜀中土生波斯"，《茅亭客话》言"其先波斯国人，随僖宗入蜀"，《蜀中广记》谓其梓州人，即今四川三台县。故《海药本草》虽记域外药物，却每每提到当时蜀川的情况。

如"石流黄"条，先引《广州记》云："生昆仑日脚下，颗块莹净，无夹石者良。"末后则说："蜀中雅州亦出，光腻甚好，功力不及舶上来者。"雅州即今四川雅安市。海红豆本"生南海"，而"近日蜀中种亦成也"。荔枝"生岭南及波斯国"，然后说"嘉州已下，渝州并有"，最后补充"今泸、渝人食之，多则发热疮也"。真珠"生南海"，而后又说："蜀中西路女瓜亦出真珠，是蚌蛤产，光白甚好，不及舶上彩耀。"蛤蚧"生广南水中"，而后又说："近日西路亦出，其状虽小，滋力一般。""波斯白矾"条，先引《广州记》说"出大秦国"，末后则云："近日文州诸番往往亦有，可用也。"文州即今甘肃文县，亦在前蜀的疆域范围内。

更宜注意者，《海药本草》在涉及蜀川产出时，多处使用"今"或"近日"来表示时间，提示完成本书时作者身在四川。"皋芦叶"条引《广州记》云："出新平县，状若茶树，阔大，无毒。"然后评价说："彼人用代茶，故人重之，如蜀地茶也。"既表明作者曾到岭南，见识过皋芦茶，语气中又有明显的"四川本位"。

"仙茅"条云"生西域"，继而又说："自武城来，蜀中诸州皆有。"其中"武城"当是"武成"之讹写，前蜀王建立国的年号，公元908年也。按，前蜀咸康元年（925），后唐庄宗伐蜀，诛王衍及宗族于秦川驿，国亡。蜀亡以后，李珣的情况渺不可知，《古今词话》言其"国亡不仕"，不知所据，《海药本草》成书年代大致确定在前蜀较妥①。

除了《海药本草》，唐末五代还有一部性质类似的本草书，即《南海药谱》。据《嘉祐本草》引书解题云："《南海药谱》，不著撰人名氏，杂记南方药所产郡县，及疗疾之验，颇无伦次，似唐末人所作。凡二卷。"《嘉祐本草》在"阳起石"、"桃花石"、"芦荟"、"槟榔"、"龙脑"、"象牙"等条引用此书，内容与《海药本草》不同，但李时珍将两书误会为一，丹波元胤、范行准、尚志钧等早有订正，无劳费辞矣。

---

① 尚志钧在《海药本草》（辑校本）后记中说："李珣原在前蜀王衍殿下做宾贡官，925年王衍为后唐所灭，李珣就没有做官了。并乘船东下，经巫峡，过洞庭，到南方去游历，这从李珣《南乡子》十七首词中，记载了很多南方动植物及风景，可证实之。"尚先生此说，即是根据《古今词话》谓李珣"国亡不仕"敷衍而来。

图形验真:《本草图经》

图谱的习惯古已有之,《左传·宣公三年》说:"昔夏之方有德也, 远方图物, 贡金九牧, 铸鼎象物, 百物而为之备, 使民知神奸。故民入川泽山林, 不逢不若。螭魅罔两, 莫能逢之。"这算是说明性图谱的滥觞。而为本草中的动植物图形写照, 大约以芝草为最早。《太平御览》卷九八六引缪袭《神芝赞》, 曹魏青龙元年(233)五月, 神芝生于长平, 有司作为祥瑞奏闻, 乃"诏御府匮而藏之, 具画其形"。这幅"神芝图"没有流传下来, 而《神仙芝草图》《延寿灵芝瑞图》《灵宝神仙玉芝瑞草图》之类, 不绝于记载; 保存于正统道藏中的《太上灵宝芝草品》, 即是此类芝草图例的孑遗。

《隋书·经籍志》著录有原平仲撰《灵秀本草图》六卷,《历代名画记》有注:"起赤箭, 终蜻蜓。原平仲撰。"可见此套本草图册包括了植物和动物, 除此而外,《历代名画记》还提到《神农本草例图》一卷,应该也是早期的本草图谱。

唐代诗人王建《早春病中》句:"世间方法从谁问,卧处还看药草图。"如果把句中的"药草图"坐实,诗人读的更像是显庆年间成书的《新修本草药图》。

显庆二年(657)苏敬请修本草,正文部分二十卷,以陶弘景《本草经集注》为蓝本加以补充,同时又"征天下郡县所出药物,并书图之"(《唐会要》),于是成图谱二十五卷,图经七卷。"图以载其形色,经以释其同异"(《本草图经·序》)。据孔志约《新修本草·序》说,这套图谱"丹青绮焕,备庶物之形容",不仅是彩图,而且美观,所以也被《历代名画记》目为"古之秘画珍图",慎重收载。不特如此,日本《东大寺献物帐》记载有"古样本草屏风一具,两叠十二扇",乃用本草图案作为装饰品①,或疑即以《新修本草药图》为蓝本。

经过五代的动荡,《新修本草药图》已经"散落殆尽,虽鸿都秘府,亦无其本"。方回诗"本草图经川续断,今人

---

① 遗憾的是,这具本草屏风没有保存下来。《东大寺献物帐》记此屏风尺寸,"一高五尺二寸,一高五尺三寸"。《历代中药文献精华》怀疑《新修本草药图》也是这样大尺幅的图卷,故解说词不便于写在图上,只得另撰七卷本的图经。按,这种说法不太合理,屏风以本草药物为题材,看中的是其美术价值,而非医药价值。鉴别药物,小图即可,完全没有必要制作成大开本,既不利保存,也不便阅览。再者,王建说"卧处还看药草图",应该也是把卷阅读,即使其所观看的不是《新修本草药图》,但至少说明,中唐时期,本草图确实是卷子样。除东大寺屏风外,将本草图案作医药以外的用途,据《新唐书·艺文志》,贞观时尚方令王定画有《本草训诫图》,但图绘内容与立意皆不得而详。

误作古兰看",其中所谓"本草图经",则是宋代重修者。

《本草图经》之缘起

北宋朝廷特别重视医事,太祖开宝年间两度编修本草,仁宗嘉祐二年(1057)再次修订,以掌禹锡、林亿、张洞、苏颂主理其事。次年,掌禹锡等提出重修本草图谱的建议。上表说:"本草旧本经注中载述药性功状,甚有疏略不备处,已将诸家本草及诸书史中应系该说药品功状者,采拾补注,渐有次第。及见唐显庆中诏修本草书,当时修定注释本经外,又有诸般药品绘画成图及别撰图经等,辨别诸药,最为详备。后来失传,罕有完本。欲下诸路、州、县应系产药去处,并令识别人仔细辨认根茎苗叶花实形色大小,并虫鱼、鸟兽、玉石等堪入药用者,逐件画图,并一一开说着花、结实、收采时月及所用功效。其番夷所产药,即令询问榷场、市舶、商客,亦依此供析。并取逐味各一二两,或一二枚封角,因入京人差赍送,当所投纳,以凭昭证,画成本草图,并别撰图经。所冀与今本草经并行,使后人用药知所依据。"所奏得到允可,于是"诏天下郡县,图上所产药本"[①]。

但收到各州郡送来的材料参差不齐,"今天下所上绘事千名,其详说物类,皆据世医之所闻见,事有详略,言多鄙

---

① 此为苏颂所撰"本草后序",载《苏魏公文集》卷六十五;《证类本草》卷末亦刻此文,不著撰人,题作"补注本草奏敕",文字小异。

俚；向非专一整比，缘饰以文，则前后不伦，披寻难晓"。掌禹锡认为："考正群书，资众见则其功易就；论著文字，出异手则其体不一。"因为苏颂"向尝刻意此书"，于是掌禹锡"建言奏请，俾专撰述"。苏颂经过数年努力，"哀集众说，类聚诠次"，终于在嘉祐六年（1061）十月编撰成书，交校正医书局修写，嘉祐七年十二月进呈，奉敕镂板施行。

这是继《新修本草》之后，又一次全国范围的药物资源普查，各地上报的资料由苏颂统筹，编辑过程如苏象先《苏魏公谭训》所描述："祖父（指苏颂）嘉祐中，奉诏同修《本草图经》，时掌禹锡大卿为官长，博而寡要，昧于才识。笔削定著，皆出祖父之手。"《本草图经》药图与说明文字相结合，二者基本呼应[1]，其体例如《宝庆本草折衷》所说："每种药先画诸州所供者为图，继著形色功效，旁参群籍，疏以为经。亦多引同类之物，并附经内。"今保存于《证类本草》中的《本草图经》条文六百余首，插图九百余幅。

《本草图经》的内容

《本草图经》之药图是现存年代最早的本草版画，涵盖动、植、矿三类。按照图例中的地名统计，这些药图来自

---

[1]　《本草纲目》"历代诸家本草"条下批评此书："图与说异，两不相应。或有图无说，或有物失图，或说是图非。"此说不无道理，但不免责之太苛，李时珍所说的错漏问题，在全书中占比并不高。

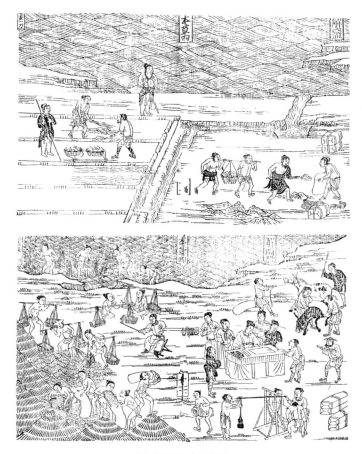

《本草图经》之解盐图

一百五十个州军，因为出于各地画师之手，图画风格不完全统一，精粗详略也有差异，但总体水平较高。

如"食盐"条，《本草图经》用通栏版画的形式分别描绘海盐与池盐。池盐产于山西解州（今山西运城），称为"解盐"，苏颂说："解人取盐，于池傍耕地，沃以池水，每临南风急，则宿昔成盐满畦，彼人谓之种盐。"此即所谓"垦畦浇晒"的制盐法，对照图例，解州池盐的生产过程一目了然。

斑蝥是一种昆虫，载《本草经》，陶弘景注释说："豆花时取之，甲上黄黑斑色如巴豆大者是也。"《本草图经》云："斑蝥，生河东川谷，今处处有之。七月、八月大豆盛时，此虫多在叶上，长五六分，甲上黄黑斑文，乌腹尖喙，如巴豆大，就叶上采之，阴干。古方书多有用此，其字或作斑

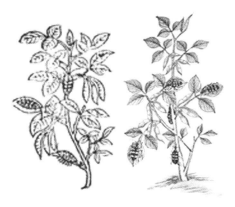

《本草图经》《本草品汇精要》之斑蝥图

蠢，亦作斑蝥，入药不可令生，生即吐泻人。"这样的描述已经非常详细了，所绘的图例，则以一株已结荚果的豆苗为栖息背景，叶面上有斑蝥虫活动。《本草品汇精要》参考此图而敷以色彩，于是很容易识别，这是芫青科昆虫大斑芫青 *Mylabris phalerata*、眼斑芫青 *Mylabris cichorii* 之类，特别喜欢咬食豆类的叶片和花朵；其鞘翅上有黄色横带，翅合拢即显出"背上一画黄一画黑"的样子。

植物药之最著名者莫如人参，《本草图经》说："人参生上党山谷及辽东，今河东诸州及泰山皆有之。又有河北榷场及闽中来者，名新罗人参，然俱不及上党者佳。其根形状如防风而润实，春生苗，多于深山中背阴近椵漆下湿润处，初生小者三四寸许，一桠五叶，四五年后生两桠五叶，末有花茎，茎至十年后生三桠，年深者生四桠，各五叶，中心生一茎，俗名百尺杵。三月四月有花，细小如粟，蕊如丝，紫白色，秋后结子，或七八，枚如大豆，生青熟红，自落。根如人形者神。"而且说："相传欲试上党人参者，当使二人同走，一与人参含之，一不与，度走三五里许，其不含人参者必大喘，含者气息自如者，其人参乃真也。"这是对人参功能的检验，算得上实验药理学的先驱。再观察"潞州人参"图例，所描绘的显然是五加科植物人参 *Panax ginseng*。

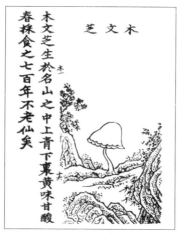

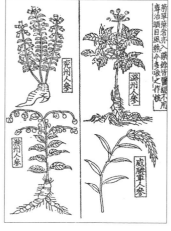

《正统道藏》之太上灵宝芝草品图　　　　《本草图经》之人参图

《本草图经》的价值

编纂《本草图经》，根本目的在于辨验真伪，而药物品种之混乱由来已久，苏颂在序言中感叹说："五方物产，风气异宜，名类既多，赝伪难别，以虺床当蘼芜，以荠苨乱人参，古人犹且患之，况今医师所用，皆出于市贾，市贾所得，盖自山野之人，随时采获，无复究其所从来。以此为疗，欲其中病，不亦远乎？"面对各地进呈的药物图样，"有一物而杂出诸郡者，有同名而形类全别者，则参用古今之说，互相发明"。话虽如此，《本草图经》中往往一药多图，形态各异，这是当时药物品种混乱的真实写照，非苏颂一人之力所能纠正者。极端的例子是黄精，《本草图经》汇集永康军、荆门军、商州、解州、兖州、滁州、相州、丹州、洪州黄精图例，竟有十幅之多。此意味着这些不同的植物，在当时都可以作为黄精药用。

仍然以人参为例。《本草图经》共绘有四幅图例，除潞州人参为五加科植物人参外，兖州、滁州人参其实是桔梗科沙参属（Adenophora）植物，而"威胜军人参"，经比对竟然是"晋州紫参"图例的地上部分，不知何故窜乱为"威胜军人参"。

《本草图经》的图例大多是写实，但也有少数例外。按照计划，"其产于番夷者，即问商舶，依此共析"。即外来药物的图样，从商贾处获得信息，然后依样绘制。但从事转口贸易的商人未必了解真实物种，图绘不免偏差。如阿魏、没

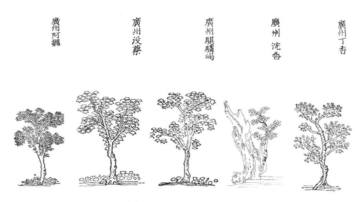

《本草图经》之广州药物图

药、麒麟竭、沉香、丁香等，主要从广州进口，故《本草图经》绘制的图例，皆以"广州阿魏""广州没药""广州麒麟竭""广州沉香""广州丁香"为标题；但负责采集信息的人可能没有探得这些原植物的资料，为了交差，以上植物绘成同一格式，即乔木状、叶呈三角形。麒麟竭，今称"血竭"，为百合科龙血树属多种植物的树脂，此属植物的叶主要为剑形、倒披针形。苏颂显然受"广州麒麟竭"图例的误导，描述说："麒麟竭，旧不载所生州土，今出南蕃诸国及广州。木高数丈，婆娑可爱。叶似樱桃而有三角。"言麒麟竭"叶似樱桃而有三角"已属误解，后来南宋《诸番志》进一步引申说："血竭亦出大食国，其树略与没药同，但叶差大耳。"这很可能是作者通过对比《本草图经》所绘麒麟竭（血竭）与没药图案后获得的错误印象。

《本草图经》的版本情况

此书书名，有"本草图经"与"图经本草"两种说法。《郡斋读书后志》云："《图经本草》二十卷，目录一卷。右皇朝苏颂等撰。先是，诏掌禹锡、林亿等六人重校《神农本草》，累年成书奏御。又诏郡县图上所产药本，用永徽故事，重命编述，于是颂再与禹锡等，衰集众说，类聚诠次，各有条目云。嘉祐六年上。"《文献通考》《文渊阁书目》等，都称此为"图经本草"；更因为《本草纲目》"历代诸家本草"也以"图经本草"立条目，尤其助长这一名称的流行；晚近胡乃长辑复本[1]，即以《图经本草》为书名。

但据《苏魏公文集》，不仅载有《本草图经》序，其为掌禹锡所作墓志也说："删修《地理新书》，重纂《类编补注神农本草》，编撰《本草图经》，公皆在其选。"《证类本草》载校正医书所嘉祐六年五月奏云："《本草图经》系太常博士集贤校理苏颂分定编撰，将欲了当，奉敕差知颍州，所有图经文字，欲令本官一面编撰了当。"《嘉祐本草》"狼杷草"条，掌禹锡说："太宗皇帝御书记其主疗，甚为精至，谨用书于《本草图经》外类篇首云。"由此看来，此书之原名仍当以"本草图经"为准，故尚志钧辑复本[2]，即用《本草图经》为书名。

---

① 胡乃长、王致谱辑注《图经本草》，福建科技出版社，1988年。

② 尚志钧辑校《本草图经》，安徽科技出版社，1994年。

　　"图经本草"之名也非全无来历。叶德辉《书林清话》记宋本《王氏脉经》后附刻有绍圣三年（1096）国子监牒文云："今有《千金翼方》《金匮要略方》《王氏脉经》《补注本草》《图经本草》等五件医书，日用而不可阙。本监虽见印卖，皆是大字，医人往往无钱请买，兼外州军尤不可得。欲乞开作小字，重行校对出卖，及降外州军施行。"可见绍圣年间所刻小字本，已经改名为《图经本草》。

　　此书在大观年间（1107–1110）可能再次镂版，书名也是"图经本草"。南宋程珌写过一篇《书〈本草图经〉后》，载所著《洺水集》中，其略云："《图经本草》一部，金陵秦丞相家书也，予嘉泰甲子（1204）在建康时得于鬻故书者。所用之纸，间有大观间往还门状；又有一幅，乃司马温公手简。温公薨于元祐改元，至大观已余二十年矣。黄钟大吕，不登清庙，乃与瓦缶俱弃道旁，为樵儿牧孺蹂躏，是可叹也。"

　　从这段跋文来看，程珌称此书为"本草图经"，故末后说"温公手简予已付若愚，《本草图经》已付其晕"。即将保存于书中的司马光手札交给儿子程若愚，把这部《本草图经》送给孙子程其晕。而首句却称"《图经本草》一部"，则"图经本草"应该是这一刻本的书名。程珌说此书印刷在大观年间使用过的名帖背面，甚至还有一份年代更早的司马光手札；又说，此书玉石部第一卷末尾，有某人绍兴四年五月三日题记，谓图书得来不易，应妥善保管云云。故此为北宋大观年间，或略晚一些的刻本，书名仍是"图经本草"。

改题"图经本草"的原因不详，不过，《旧唐书·经籍志》《新唐书·艺文志》著录《新修本草》的图经部分，都作"本草图经七卷"，将苏颂编纂的《本草图经》改题为"图经本草"，或许是避免与《新修本草图经》书名混淆的缘故。南宋以来的文献家所见主要是题为"图经本草"的版本，故著录多用"图经本草"，其本名"本草图经"，渐少人知。

《本草图经》问世以后，文彦博据此删减为《节要本草图》，原书不传，《潞公文集》中尚保留一篇序言，也是关于《本草图经》的史料，节录备参："嘉祐初，余在政府，建言重定本草图经①，凡数年而成。例蒙赐本。然药品繁夥，画形绘事，卷帙颇多，披阅匪易。因录其常用切要者若干种，别为图策，以便披检。简则易办，人得有之，按图而验，辨误识真，用之于医，所益多矣。"又检陆游《八十四吟》有句云："儿问离骚字，僧传本草图。"这部出于僧人之手的"本草图"的情况，则不得而知矣。

---

① 文中的"建言重定本草图经"，乃是建议重修本草与图经的意思，最终成果是《补注神农本草》与《本草图经》两书。

文献渊薮:《经史证类备急本草》

章太炎《菿汉昌言》说:"宋人专门之学鲜,而类纂杂录之书繁。"这主要是针对如《太平御览》《册府元龟》《文苑英华》之类大部头而生出的感叹。医药书别有体例,但医书之《圣济总录》,药书之《证类本草》,其实也是"类纂杂录"而成,尤其是《证类本草》,虽然不是类书,却在一定程度兼具类书的性质。

《证类本草》的文献结构

《证类本草》的结构,很像一件结构复杂的"俄罗斯套娃"。

《证类本草》乃以《嘉祐本草》为框架,将《本草图经》的内容,按条目逐一缀合到每一药物之下,与该药物相关的经史文献、医方本草，也附录该条目。因此，揭开"套娃"的第一层，可以释放出两部独立的文献，即《嘉祐本草》与《本草图经》；和按药物为线索，以类相从的资料总汇——若把这部分单独出来，其实就是一部颇具规模的类书。

《本草图经》无可分割，《嘉祐本草》本身又是一具小型"套娃"。此书以《开宝重定本草》为蓝本进行补充，其凡例说："凡名本草者非一家，今以《开宝重定》本为正。其分布卷类、经注杂糅、间以朱墨，并从旧例，不复厘改。"比如"地菘"是《开宝重定本草》新增药物，《嘉祐本草》认为地菘即是天名精，既然已有天名精，则不当另出地菘。但《嘉祐本草》并没有将"地菘"条删削，而是用按语的形式阐明理由，其中专门提到："今补注立例，无所刊削，故且存而注之。"因此，《嘉祐本草》的后面隐藏着比较完整的《开宝重定本草》。

《开宝重定本草》是《新修本草》的修订本，其对《新修》的条目有所调整，"类例非允，从而革焉"，但对《新修》的原文，则没有大的改动。编辑者的意见或引书，分别用"今注"和"今按"标注，所谓："详其解释，审其形性，证谬误而辨之者，署为今注；考文记而述之者，又为今按。"所以说，揭开《开宝重定本草》，则可以看到《新修》的面目。前面说过，《新修》其实是《本草经集注》的增订本，揭开《新修》则暴露《集注》；进一步揭开《集注》，便看到这具"套娃"的核心，即《神农本草经》了。

"套娃"的制作有三个重要节点：首先，陶弘景开创了"附经为说"的著作方式，用"朱墨分书"的办法，将《本草经》内容完整地保存在《集注》中；其次，唐显庆年间官修本草，继承这一著作形式，于是成为定例；第三，宋开宝时修订，首次采用雕版印刷，"乃以白字为神农所说，墨字为名医所传，唐附、今附，各加显注"，从而减少不同来源的文献之错谬混淆①。

《通志》里有一篇"书有名亡实不亡论"，其中提到："《名医别录》虽亡，陶隐居已收入本草；李氏本草虽亡，唐慎微已收入《证类》。"②所谈论的，即是这种"套娃"结构。所以本草文献学大家尚志钧先生从《证类》中辑复出结构完整的《神农本草经》《本草经集注》《新修本草》《开宝重定本草》《嘉祐本草》和《本草图经》。

再看类书部分。《开宝重定本草》已在"今按"标题下

---

① 《嘉祐本草》这具"套娃"，从内到外，依次是《神农本草经》《本草经集注》《新修本草》《开宝重定本草》《嘉祐本草》。其实，在这具"套娃"制作过程中，还有两件被摒弃的作品。一件是五代后蜀韩保升奉敕编定的《重广英公本草》，通常称《蜀本草》。这也是《新修本草》的增订本，只是因为宋朝视孟蜀为僭伪，故开宝年间重修本草，撇开此本，而径与《新修本草》相衔接。后来《嘉祐本草》虽零星引用《蜀本草》的内容，但不完整，连序言也没有保留，故无法了解全貌。还有一件是《开宝新详定本草》，大约是开宝六年（973），以《新修本草》为蓝本编成此书，"御制序，镂板于国子监"，次年又觉得其"所释药类或有未允"，于是重新编定，即《开宝重定本草》。"重定"出而"详定"废。

② 句中"陶隐居已收入本草"，指陶弘景所著《本草经集注》，包含有《神农本草经》与《名医别录》；"李氏本草"应该是指《新修本草》，"李氏"是李唐王朝的意思，并非指《李当之本草经》。

摘录文献，《嘉祐》更进一步扩大引用资料的范围，一些重要本草，如《药总诀》《药性论》《药对》《食疗本草》《本草拾遗》《四声本草》《删繁本草》《本草性事类》《南海药谱》《食性本草》《蜀本草》《日华子诸家本草》等，皆截取精要，引录在相关药物条下，且单独标题，令读者一目了然。

受《嘉祐》的启发，《证类》引用文献更多，大致包括三类。

医方本草最为大宗，不仅从大型方书如《千金方》《外台秘要》《圣惠方》中摭取方例；引用方剂在百条以上者，还有《肘后方》《梅师方》《子母秘录》《经验方》等；更有《斗门方》《续十全方》《经验后方》等，历代书目罕见记载，其引文可资深入研究。引用本草主要有《雷公炮炙论》《海药本草》等。

南宋绍兴年间李朝正编选《备急总效方》，大部分内容出自《证类》引录的医方；晚近辑复《肘后百一方》《小品方》《古今录验方》《雷公炮炙论》《食疗本草》《海药本草》，也主要从《证类》取材。

第二类是经史文献，涵盖四部，但僻书不多，乃有部分从《太平御览》中胡乱抄录，以致错谬者。如卷十二"鸡舌香"条引《抱朴子》云："鸡舌香、黄连，乳汁煎，治目中之病。应邵汉官侍中，年老口臭，帝赐鸡舌香含之。"按，《抱朴子内篇·杂应》云："或以鸡舌香、黄连，乳汁煎注之。诸有百疾之在目者皆愈，而更加精明倍常也。"完全无关于应邵

（劭）。因检《太平御览》卷九百八十一香部引有《抱朴子内篇》此句，又引应劭《汉官仪》曰："桓帝侍中乃存，年老口臭，上出鸡舌香与含之。"于是知《证类》作者从《太平御览》转引，误将应劭《汉官仪》的内容窜入《抱朴子》之中。

　　尽管如此，这些引文也有校勘价值。如《抱朴子内篇·登涉》云："蛇种虽多，唯有蝮蛇及青金蛇中人为至急，不治之，一日则煞人。"句中"青金蛇"不知何意，《开宝》别有金蛇，谓其"无毒，解生金毒"，似与"青金蛇"无关。考《证类》"雄黄"条引《抱朴子》作："蛇虽多品，惟蝮蛇、青蝰金蛇中人为至急，不治，一日即死。"因为后文提到"此二蛇所中"，故《证类》此句也不能点作"蝮蛇、青蝰、金蛇"。据《本草图经》"蚺蛇胆"条引葛氏云："青蝰蛇，绿色，喜缘木及竹上，大者不过四五尺，色与竹木一种。其尾三四寸色异者，名熇尾蛇，最毒。"《外台秘要》引《肘后》，文字略同。故疑《抱朴子内篇》"青金蛇"乃"青蝰蛇"之讹，而《证类》引文作"青蝰金蛇"，衍"金"字。

　　第三类是道经，金石类药物条下引用外丹书甚多，如《青霞子》《宝藏论》《太清服炼灵砂法》《太清石壁记》《丹房镜源》等，不仅可补今本《道藏》之缺佚，通过对比分析，发现一直被认为是唐代外丹著作的《铅汞甲庚至宝集成》，竟然是元明间人利用《证类》中的炼丹文献炮制出来的[①]。

---

① 参看王家葵《〈铅汞甲庚至宝集成〉纂著年代考》,《宗教学研究》，2000年第2期。

唐慎微其人

《证类本草》全称"经史证类备急本草",大约是"广辑经史百家药物资料,以证其类"的意思[1]。作者唐慎微,据宇文虚中《书〈证类本草〉后》说:"唐慎微,字审元,成都华阳人。貌寝陋,举措语言朴讷,而中极明敏。其治病百不失一,语证候不过数言,再问之,辄怒不应。其于人不以贵贱,有所召必往,寒暑雨雪不避也。其为士人疗病,不取一钱,但以名方秘录为请。以此士人尤喜之,每于经史诸书中得一药名、一方论,必录以告,遂集为此书。尚书左丞蒲公传正,欲以执政恩例奏与一官,拒而不受。"又记其轶事云:"元祐间,虚中为儿童时,先人感风毒之病,审元疗之如神。又手缄一书,约曰,某年月日即启封。至期,旧恙复作,取所封开视之,则所录三方:第一疗风毒再作;第二疗风毒攻注作疮疡;第三疗风毒上攻,气促欲作喘嗽。如其言,以次第饵之,半月,良愈,其神妙若此。"《宾退录》则记唐慎微为蜀州晋原人(今四川崇州市),此传闻异辞,无可究诘者。

有论者认定,蒲传正"欲以执政恩例奏与(唐慎微)一官",是表彰其撰著《证类本草》的缘故;又考蒲传正在元丰五年(1082)四月至次年八月间担任尚书左丞,遂确定《证

---

[1] 尚志钧、林乾良、郑金生《历代中药文献精华》,北京科学技术文献出版社,1989年,216页。

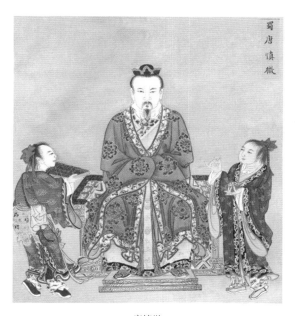

唐慎微

类》成书于元丰五年以前。但研究《证类》引用方书，如《孙尚药方》《初虞世方》，年代似乎略晚于元丰五年，故《证类》的著作时间，暂以目前所知最早版本的刊印时间，大观二年（1108）为下限。

《证类本草》的版本情况

《嘉祐本草》镂版之后不久，苏颂主编的《本草图经》也告完成。图经是本草正文的辅翼，二者各自成书，使用不便。大约与唐慎微同时，另一位名医陈承也将《嘉祐》与《图经》合而为一，"又附以古今论说，与己所见闻"，编成《重广补注神农本草并图经》二十三卷。这部书有元祐七年（1092）林希序，出版时间当在此后不久。

大观二年，集贤学士孙觌得到《证类》，颇以为善，而感叹"其书不传，世罕言焉"，因请艾晟校订，"募工镂版，以广其传"①。艾晟乃以《重广补注神农本草并图经》作为参校，将陈承的意见共四十四条，冠以"别说"二字，补入《证类》相应药物条后。在"丹砂"条艾晟有按语说："近得武林陈承编次《本草图经》本参对，陈于图经外，又以别说附著于后，其言皆可稽据不妄，因增入之。"艾晟刻本也

---

① 见艾晟大观二年序。从"其书不传，世罕言焉"，以及序中所言"谨微姓唐，不知何许人，传其书者，失其邑里族氏"来看，孙觌得到的应该是一份传抄本。或许唐慎微著成以后，根本就没有刊刻过。

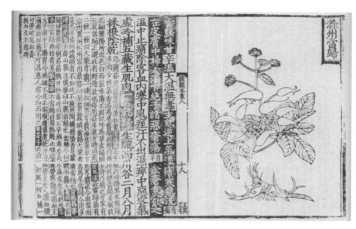

刘甲本《大观经史证类备急本草》书影

将林希为陈承所作的序言收入，所用书名似乎还是《经史证类备急本草》，因为成于大观年间，所以后来的翻刻本或标题为"经史证类大观本草"，或标题为"大观经史证类备急本草"，通常简称《大观本草》。

宋徽宗留心医药，亲撰《圣济经》，认为唐慎微所撰《证类》"实可垂济"，于是诏曹孝忠领衔校勘，于政和六年（1116）编成《政和新修经史证类备用本草》。从内容来看，曹孝忠使用的底本依然是艾晟校订的《大观本草》，只是将艾晟的序删去，将全书由三十一卷调整为三十卷，陈承的"别说"依然保留。这个版本因为成于政和年间，所以通常称为《政和本草》。

与《大观本草》不同，《政和本草》才是官修本草，故

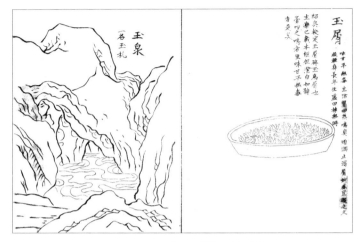

《绍兴校定经史证类备急本草》日本抄本书影

存在"监本"。因为随后不久的靖康之变，国子监的书版随徽钦二帝被掳掠到金国，所以《政和本草》主要在北地传播，而南宋通行的是《大观本草》。绍兴二十九年（1159）医官王继先奉敕校订本草，即以《大观本草》为底本，撰成《绍兴校定经史证类备急本草》，简称《绍兴本草》。王继先以佞幸小人著称，遂影响后世对此书的评价，《直斋书录解题》斥之曰："每药为数语，辨说浅俚，无高论。"因此《大观》《政和》翻刻版本极多，而《绍兴》仅有残抄本存世，影响甚微。

《证类》存世版本众多，一般以元初张存惠晦明轩所刻《重修政和经史证类备用本草》为最优，其所依据的即是《政和》监本。书前有"重刊本草之记"，刊刻时间为"泰和甲子下己酉"，相当于南宋淳祐九年（1249）。所谓"重修"，除了一些文字校勘外，主要做了这几项工作：《政和》监本卷十脱漏"由跋"、"鸢尾"两条，乃据"《嘉祐》监本"（其实是依《大观》）补足，并加上按语。

晦明轩本还在书前增加"证类本草所出经史方书"，起《毛诗注疏》，讫《本草衍义》，共二百四十七家。这是一份《证类》引用书目，但做得非常草率。如书目中有"唐宝臣传"，见卷十"乌头"条引文："唐李宝臣为妖人置堇于液，宝臣饮之即喑，三日死。"此实出于《新唐书·李宝臣传》。书目又列有《顾含传》，见卷二十二"蚺蛇胆"条引文："顾含养嫂失明，含尝药视膳，不冠不食。嫂目疾须用蚺蛇胆，含计尽求不得。有一童子以一合授含，含开，乃蚺蛇胆也。童子出门，化为青鸟而去。嫂目遂差。"按，据《太平广记》卷四百五十六引《晋中兴书》云："晋颜含嫂病，须髯蛇胆不能得。含忧叹累日，有一童子持青囊授含，含视，乃蛇胆也，童子化为青鸟飞去。"因知《证类》"顾含"为"颜含"之讹，出处当标《太平广记》或《晋中兴书》，书目误题《顾含传》。

此外，晦明轩本将寇宗奭《本草衍义》全书并入，《衍义》的序例被安排在卷一之末，正文则逐条散入相应药物条目，用"衍义曰"引起。二书合一，相当于在《证类》这件繁琐版的"套娃"内，又塞了一具玩偶。晦明轩本多次影印，华夏出版社1993年出版尚志钧等人校点《证类本草》，亦以

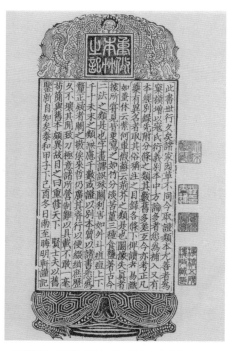

晦明轩本《重修政和经史证类备用本草》牌记

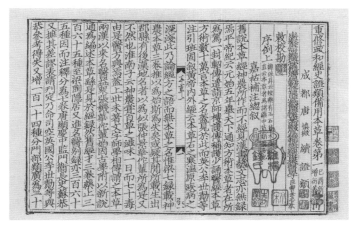

晦明轩本《重修政和经史证类备用本草》书影

之为底本。

　　《大观》《政和》《绍兴》是《证类》的主流，除此而外，还有一种较为特殊者。此书序例五卷，各论四十二卷，著作者通常题为"通直郎添差充收买药材所辨验药材寇宗奭撰"，"敕授太医助教差充行在和剂辨验药材官许洪校正"，书名或作《类编图经集注衍义本草》，或作《新编类要图注本草》，或作《图经衍义本草》。卷帙看似庞大，内容则没有超出《大观本草》与《本草衍义》的范围。相反，药物条目任意删削，篡改原意。如该书卷二"滑石"条，雷公云："乌滑石似鬒色，画石上有青黑色者，勿用，杀人。"据《证类》，原文当作："乌滑石似鬒色，画石上有青白腻文，入用妙也。黄滑石色似金，颗颗圆。画石上有青黑色者，勿用，杀人。"其草率可知。此当是书商射利，巧立名目，托名寇宗奭的伪劣版本。《图经衍义本草》收入正统《道藏》之中，张山雷亦被迷惑，称赞说："然则《道藏》此本，即是寇氏衍义之真本。"晚来影印元刊孤本《类编图经集注衍义本草》，出版说明夸誉过度，也是误人不浅。

衍撅经义:《本草衍义》

《嘉祐本草》《本草图经》问世以后,很快就有了几种修订重编本,以蜀医唐慎微所编《证类本草》影响最大。但用"滚雪球"方式编成的《证类本草》,在保存文献方面固然重要,学术思想则晦暗不明,与同一时间成书的《本草衍义》比起来,实在有天渊之别。

寇宗奭与《本草衍义》

《本草衍义》也是针对《嘉祐本草》与《图经本草》的有感之作,作者自序作于政和六年(1116),称"搜求访缉者十有余年",故其著作年代当稍晚于唐慎微的《证类本草》(1082–1108)和陈承的《重广补注神农本草并图经》(1092)。

作者寇宗奭,据《郡斋读书后志》著录《莱公勋烈》

一卷，有谓："皇朝寇宗奭编，宗奭，准之曾孙也。编集仁宗祭准文，及赠诰墓碑传志赞诗等为此书。"因知其为真宗朝的名臣莱国公寇准的后裔，当时的身份为"承直郎澧州司户曹事"。《衍义》著成，通过提举荆湖北路常平等事刘亚夫进呈，交送国子监太医学①审定，得到"用心研究，意义可采"的评语，于是"特与转壹官，依条施行，添差充收买药材所辨验药材"。收买药材所乃为革除官药采购中"伪滥之弊"而设，隶属于惠民局或和剂局，颇有些像现代的药检所，就寇宗奭而言，也算用其所长②。

所谓"添差"，是在正员之外额外差遣，而寇宗奭的"添差"，更可能是"技术顾问"的意思。但目前所见《衍义》的各种版本，首题皆作"通直郎添差充收买药材所辨验药材寇宗奭编撰"，却有些疑问。按，承直郎为正六品，通直郎为从六品，焉有受到表彰反而降一阶的道理；且不署著作人的正式职务，仅写添差兼职，更显得不伦不类。因为南宋以来，"寇宗奭"三字即被书贾利用，托名为《新编类要图注

<hr>

① "太医学"为徽宗朝新设的机构，宣和二年（1120）罢。政和六年（1116）曹孝忠奉敕将唐慎微《经史证类备急本草》改编修订为《政和新修经史证类备用本草》，曹的结衔里有"提举太医学"一项，即太医学的总负责。因为这样的缘故，杨守敬在《日本访书记》中还提出疑问："政和六年，曹孝忠又奉命校勘慎微之书，何以寇氏一不议及。"其实，曹孝忠监修的《证类本草》当年九月前已经成稿，而太医学对《衍义》的审定工作要到十二月才告完成，自然谈不上将其内容牵连入《证类》。

② 关于宋代职官问题，曾专门咨询山东大学范学辉教授的意见，特此申谢。

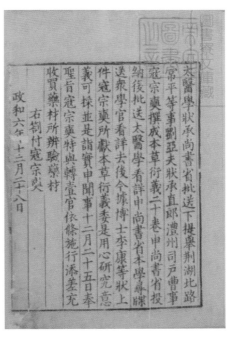

《本草衍义》书前"付寇宗奭札"

本草》或称《类编图经集注衍义本草》的作者，署名上突出
寇的"职业身份"，正可以用来招徕读者。而事实上，寇宗
奭虽然精通医药，似乎也亲自处方治病，但一直在州县担任
实职，并非职业医生。

《本草衍义》多处提到作者从官南北之所见闻，唯有一
处与医药有关。"桑上寄生"条，先感叹真桑寄生难得，然后
谈到自己亲身经历："向承乏吴山，有求药于诸邑者，乃通
令人搜摘，卒不可得。遂以实告，甚不乐。盖不敢以伪药罔
人。邻邑有人，为以他木寄生送之，服之逾月而死，哀哉。"
从语气来看，作者的身份可能是陇州吴山县（今陕西陇县一
带）县令，接上峰的要求，遣人在所辖范围内访求桑寄生，
无所收获，于是据实禀告，上级很不开心；邻县采送伪品，
服者中毒而亡。因为涉及死亡事件，不便直指，故隐晦其
词。

从《衍义》附刊的"付寇宗奭札"来看，寇宗奭应该
是主动将本书"申尚书省投纳"，由尚书省批转太医学审读，
获得允可以后，才由侄子宣教郎知解州解县丞寇约于宣和元
年（1119）正式雕印出版。按，宋代有关于书稿送审的法律
条文，《宋会要辑稿·刑法二》云："今后如合有雕印文集，
仰于逐处投纳，附递闻奏，候差官看详，别无妨碍，许令开
板，方得雕印。如敢违犯，必行朝典。"这是仁宗天圣五年
（1027）的诏令，针对的只是文集，医药书似不在其列，但
《衍义》乃是专为批评两部官修本草而作，再结合寇宗奭官

员的身份，送审当是题中应有之意。

应该是应付送审的缘故，本书序例共有三卷，其中很大一部分内容在谈论安乐之道、摄养之道，远远偏离药学主题，颇与徽宗皇帝御撰的《圣济经》同调。序例开始有一大段颂圣之语，从意识形态的层面表扬当今圣上对医药学术的重视："所以国家编撰《圣惠》，校正《素问》，重定本草，别为《图经》。至于张仲景《伤寒论》及《千金》《金匮》《外台》之类，粲然列于书府。今复考拾天下医生，补以名职，分隶曹属，普救世人之疾苦。兹盖全圣至德之君，合天地之至仁，接物厚生，大赉天下。"

然后才转入对《嘉祐本草》与《图经本草》的批评，语气一下子变得严厉起来，指责二书"撰著之人，或执用己私，失于商较，致使学者捡据之间，不得无惑"。再说自己的工作："今则并考诸家之说，参之实事，有未尽厥理者衍之，以臻其理（如东壁土、倒流水、冬灰之类）；隐避不断者伸之，以见其情（如水自菊下过而水香，鼹鼠溺精坠地而生子）；文简误脱者证之，以明其义（如玉泉、石蜜之类）；讳避而易名者原之，以存其名（如山药避本朝讳，及唐避代宗讳）。使是非归一，治疗有源，捡用之际，晓然无惑。"

其间涉及的例证可以稍作阐释，以明本书的体例。《别录》载"东壁土"条，陶弘景解释说："此屋之东壁上土尔，当取东壁之东边，谓常先见日光。"《衍义》设问："南壁土亦向阳久干也，何不取？"然后自作答词云："盖东壁常先得晓日烘炙。日者，太阳真火，故治瘟疟。或曰：何不取午盛之时南壁土，而取日初出东壁土者，何也？火生之时，其气壮。故《素问》云：少火之气壮。及其当午之时，则壮火之气衰，故不取，实用此义。或曰：何以知日者太阳真火？以水精珠，或心凹铜鉴，向日射之，以艾承接其光向聚处，火出，故知之。"当时的认知思路如此，倒也无可厚非，金元时期流行的"法象药理"，由此滥觞。后来朱丹溪作《本草衍义补遗》，即将这种"理"推而广之，如"鲫鱼"条说："诸鱼皆属火，唯鲫鱼属土，故能入阳明而有调胃实肠之功。"以致于李时珍都嫌其"以诸药分配五行，失之牵强耳"。

菊花水为《嘉祐本草》新补药物，引《荆州记》《抱朴子》等，谓南阳郦县北潭水"谷上左右皆生甘菊，菊花堕其中，历世弥久，故水味为变"。《衍义》不以为然，驳斥说："菊生被崖，水为菊味，此说甚怪。且菊生于浮土上，根深者不过尺，百花之中，此特浅露，水泉莫非深远而来。况菊根亦无香，其花当九月、十月间，止三、两旬中，焉得香入水也？若因花而香，其无花之月合如何也？"

玉泉载《本草经》，名实历来聚讼，寇宗奭注意到经文中两个字的特殊用法，经云："生蓝田山谷，采无时。"寇指出："今蓝田山谷无玉泉；泉水，古今不言采。"经又云："人临死服五斤，死三年色不变。"寇说："古今方，水不言斤。"于是推断"玉泉"实为"玉浆"的讹写，《衍义》云："今详泉字，乃是浆字，于义方允。浆中既有玉，故曰服五斤。去古既远，亦文字脱误也。采玉为浆，断无疑焉。"

《衍义》"山药"条说："山药，按本草，上一字犯英庙讳，下一字曰蓣，唐代宗名预，故改下一字为药，今人遂呼为山药。如此则尽失当日本名，虑岁久以山药为别物，故书之。"按，山药原名署预，一作署豫，或作薯蓣，始载于《本草经》。因唐代宗名豫，避讳改名薯药，又因宋英宗讳曙，改为山药。据高似孙《剡录》引张师正《倦游杂录》云："薯蓣，唐代宗名豫，改为药。英庙讳上一字，却呼蓣药。温公送薯蓣苗诗：客从魏都来，遗我山薯实。则曰山薯。王荆公王岐公和蔡枢密山药诗，则曰山药。黄鲁直和七兄山蓣汤诗，则曰山蓣。"或据《宣和书谱》王右军有"山药帖"，韦应物句"秋斋雨成滞，山药寒始华"，韩愈诗"僧还相访来，山药煮可掘"，遂谓薯蓣改称山药不源于避讳。其说不妥。薯蓣别名甚多，《山海经·北山经》云："景山，其草多薯蓣。"郭璞注："今江南单呼为薯。"《广雅》云："玉延、薯藇，署预也。"见于本草，尚有诸署、山芋、土薯、修脆、儿草等名。"山药"与"山芋"一音之转，唐以前固然有此称呼，但毕竟少用，唐宋时因薯蓣名称太过复杂，更兼以避讳的缘故，称呼颇为不便，故宋元间逐渐统一以"山药"为本品的正名。

《本草衍义》的主要内容

《衍义》全书二十卷，序例三卷，各论十七卷，各论部分完全依照《嘉祐本草》药物顺序排列，但"内有名未用及意义已尽者，更不编入"。即旧本草"有名未用"涉及的药物，《图经本草》新增的"本经外草类"、"本经外木蔓类"，皆不予讨论；《嘉祐本草》《图经本草》意思已经完备的条目，不再赘言。实际收载药物四百七十种左右。

《衍义》略近笔记体裁，有话则长，无话则短，不求面面俱到。如"蘗米"条说："此则粟蘗也，今谷神散中用之，性又温于大麦蘗。""芸薹"条云："不甚香，经冬根不死，辟蠹，于诸菜中，亦不甚佳。"寥寥数语，言简意赅。而"椿木叶"条辨椿与樗，"石蜜"条论石蜜为白蜜之讹，"水银"条斥不死药为妄诞，不惜数百言，以穷尽其义。难怪《宝庆本草折衷》称赞说："阐幽索隐，切中事情，尤有助于医学矣。"

以笔记体例著书，如果内容为著者亲见亲历、所思所感，则是上乘之作。《梦溪笔谈》有"药议"一卷，谈医论药，深中肯綮，为此类作品之极则。《衍义》踵武其后，亦有摭取《笔谈》的观点而发扬光大者。

关于地磁偏角的记载，以《笔谈》为最早，有云："方家以磁石磨针锋，则能指南，然常微偏东，不全南也。"《衍义》详载其法，并有解说云："磨针锋则能指南，然常偏东，不全南也。其法，取新纩中独缕，以半芥子许蜡，缀于针腰，无风处垂之，则针常指南。以针横贯灯心，浮水上，亦指南，然常偏丙位。盖丙为大火，庚辛金，受金其制，故如

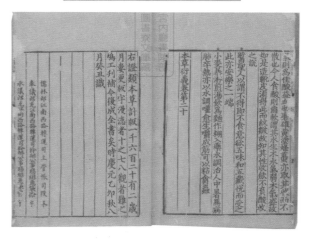

《本草衍义》书影（日本宫内厅藏庆元元年刊本）

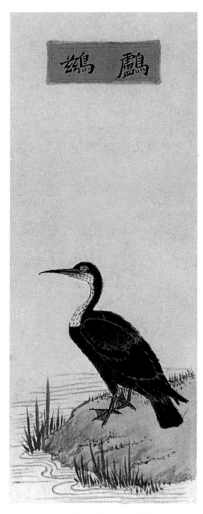

《本草品汇精要》之鸬鹚图

是，物理相感尔。"

又如"鸬鹚屎"条，陶弘景注："溪谷间甚多见之。此鸟不卵生，口吐其雏，独为一异。"《本草纲目拾遗》云："其类有二种，头细身长顶上白者名鱼蚑。杜台卿《淮赋》云：鸬鹚吐雏于八九，鸡鹝衔翼而低昂。"《图经》也相信鸬鹚吐雏的传说，有云："今水乡皆有之。此鸟胎生，从口中吐雏，如兔子类。"寇宗奭经过亲自考察，对此提出异议："尝官于澧州，公宇后有大木一株，其上有三四十巢。日夕观之，既能交合，兼有卵壳布地，其色碧。岂得雏吐口中？是全未考寻，可见当日听人之误言也。"

李时珍表扬《衍义》"参考事实，核其情理，援引辩证，发明良多，东垣、丹溪诸公亦尊信之"，然后专门指出，"但以兰花为兰草，卷丹为百合，是其误也"。不分卷丹与百合情有可原，而混淆兰草与兰花，则错得离谱。按，《本草经》所载的兰草，一名水香，生大吴池泽，陶弘景说："方药，俗人并不复识用。"此后的注释家虽有纠结，但基本肯定其原植物为菊科佩兰*Eupatorium fortunei*之类。《衍义》的说法与众不同："兰草，诸家之说异，同是曾未的识，故无定论。叶不香，惟花香。今江陵、鼎、澧州山谷之间颇有，山外平田即无，多生阴地，生于幽谷，益可验矣。叶如麦门冬而阔，且韧，长及一二尺，四时常青，花黄，中间叶上有细紫点，有春芳者，为春兰，色深；秋芳者，为秋兰，色淡。秋兰稍难得，二兰移植小槛中，置座右，花开时，满室尽香，与他花香又别。唐白乐天有种兰不种艾之诗，正谓此兰矣。今未见用者。"寇宗奭所指称的兰草，实指兰科观赏植物蕙兰 *Cymbidium faberi* 一类。后来《本草衍义补遗》也袭其误，此如李时珍指出："二氏所说，乃近世所谓兰花，非古之兰草也。"

关于本书的书名还有可补充者。"衍义"是一种著作体例，推衍经义的意思，如章太炎《中华民国解》说："率天下而为魏了翁、马廷鸾、真德秀、丘浚之徒，手把'三通'，躬述'衍义'，犹不如田千秋之不学无术足以富民。"衍义之书，一般以真德秀的《大学衍义》为代表。《苌楚斋随笔》说："书之有衍义体，始于宋之真德秀撰《大学衍义》四十三卷。厥后明丘浚继之，撰《大学衍义补》一百六十卷，国朝强汝询更撰《大学衍义续》七十卷。"但真德秀的年代显然晚于寇宗奭，故也有根据《郡斋读书志》等题书名为"本草广义"，遂怀疑此书原名《本草广义》，南宋避宁宗赵扩的嫌名，改作《本草衍义》者。如柯逢时影刻本后记说："《文献通考》《郡斋读书志》均作广义，疑宣和所刊，当名广义；迨庆元时避宁宗讳，乃改广为衍。"

按，今存《衍义》以庆元元年（1195）附刻于《大观本草》之后的江南西路转运司段杲修刊本为最早，而庆元元年恰好是宁宗即位之元年，因此书名题作"本草衍义"，似乎也可能缘于避讳；《涉园所见宋版书影》载"《证类本草》淳熙十二年（1185）刻，海源阁杨氏藏"，此本亦附刻《本草衍义》，并没有题作"本草广义"，可见避讳的说法不成立。

其实，柯逢时已经注意到，原书序例有"衍撫余义"的字样，"似不属可为改广为衍之证"。不仅如此，前引作者自序也说："今则并考诸家之说，参之实事，有未尽厥理者衍之，以臻其理。"这两处"衍"字，皆是推演之意，但仔细推敲，仍有细微不同。在批评《嘉祐》"其间注说不尽，或舍理别趣者，往往多矣"之后，说："是以衍撫余义，期于必当，非足以发明圣贤之意，冀有补于阙疑。"此处用"衍"、"撫"表达谦逊的态度①。后一处"未尽厥理者衍之"，则是中性用法。两处"衍"并不是"广"所能替代。

真正反映本书著作旨趣的，是序例中这样一段话："智者养其神，惜其气，以固其本。世有不谨卫生之经者，动皆触犯。既以犯养生之禁，须假以外术保救，不可坐以待毙，本草之经于是兴焉；既知保救之理，不可不穷保救之事，衍义于是存焉。二者其名虽异，其理仅同。欲使有知无知尽臻寿域，率至安乐之乡，适是意者，求其意而可矣。"此处"衍义"与"本草"对举，并非专指己书，乃是因经之义而推衍之的意思②。换言之，《本草衍义》不仅原书名即是如此，应该也是"衍义体"的先声。

---

① 有意思的是，寇宗奭自说此书属于"衍撫余义"，而《宝庆本草折衷》誉之为"推衍奥义"。两相比较，谦辞与敬语，一目了然。

② 《四库提要》称《大学衍义》云："是书因《大学》之义而推衍之。"

法象药理:《汤液本草》

在医学的蒙昧时期，某一药物可以缓解某一症状，皆由观察或经验获得，通过知识传递，渐次积累下来，整理成为篇章，便是本草的雏形。但"知其然更欲知其所以然"，乃是人类的认知天性，对药物作用原理的追问，则是药理学中"药效学"的滥觞[①]。

"法象"的来历

古人因为知识体系的局限性，更喜欢建立框架性的宇宙模式，并以此模式来解释一切自然现象。战国以来流行的

[①] 药理学（pharmacology）研究药物与机体相互作用和作用原理的学科，包括药效学（pharmacodynamics）和药动学（pharmacokinetics），其中药效学主要研究药物对机体的作用和作用机制。

藥理篇

《宋徽宗聖濟經卷之九》

宋辟雍生吳　禔註

物均有材材均可用五藥之性不同因其朽而用之
皆足以已人之疾蓋一物具一妙理王者能窮理盡
性而至于命也則因藥之理而明之特條事焉推餘
事以示斯民然後養生治疾之旨昭然明于天下矣

效經式訓章第一

伏羲神農黃帝書謂之三墳言大道也孔子敘書斷自
唐虞以下而後世以三墳書闕略于世務間有崇尚亦

《圣济经》书影

阴阳五行学说占据绝对优势，渗透到药学领域，便是四气五味——类比于五行的辛甘酸苦咸"五味"，和根基于阴阳的寒热温凉"四气"，成为诠释药效的基本工具。但四气五味的解释相对简单，渐渐难于应对纷繁的临床实际，"法象药理"作为四气五味理论的补充应运而生。

"法象"乃是对自然界一切事物现象之总称，宋代理学家最为常用。《张子正蒙》说："盈天地之间者，法象而已矣。"法象只是理学家格物穷理之一环，将法象理论用于中药，得力于宋徽宗的大力提倡。

赵佶作为皇帝，历史地位不高，《宋史》谓其"诸事皆能，独不能为君"，的确是不刊之论。徽宗的绘画天才人所共知，在医学领域也是行家里手，而其对医学的热衷，其实是他道教信仰的一部分。

宋徽宗奉道，尤其信用林灵素的神霄说，诏天下建神霄玉清万寿宫，自称为"上帝元子太霄帝君"降生，令道箓院上章，册封自己为"教主道君皇帝"。与前面提到陶弘景等早期道教信仰者把医药学术作为修仙的"技术支撑"不同，宋徽宗直接将医学引入教义。

《黄帝内经》尽管有浓厚的道家色彩，但《汉书·艺文志》以来都归在医家门类，而徽宗将之拔高到与道教经典《道德经》平起平坐的地位。政和八年（1118）御笔："可令天下学校诸生，于下项经添大小一经，各随所愿分治。大经《黄帝内经》《道德经》，小经《庄子》《列子》。"并"诏太学、辟雍各置《内经》《道德经》《庄子》《列子》博士二员"①，以与之配套。不仅如此，据《宋史·选举志》说："帝亲取贡士卷考定，能深通《内经》者，升之以为第一。"据《宋会要辑稿》所载，宣和元年（1119）、宣和六年（1124）两次殿试的题目，都围绕《内经》之五运六气进行，按徽宗自己的说法："朕将仰观俯察，运于一堂之上，兼明天下后世。"

五运六气主要载于《黄帝内经》之天元纪大论、五运行大论、六微旨大论、气交变大论、五常政大论、六元正纪大论、至真要大论中，为唐代王冰整理《内经》时补入。政和年间，徽宗仿太宗修《太平圣惠方》之例，令曹孝忠等编纂《圣济总录》，御制序言提到缘起说："悯大道之郁滞，流俗之积习，斯民之沉痼，庸医之妄作。学非精博，识非悟解，五行之数，六气之化，莫索其隐，莫拟其远。"此书一百卷，首先详细开列六十甲子逐年运气，并说："六气司岁，五运统岁，五六相合，三十年一周，六十年再周，凡千四百四十气，而天地之气数备焉。终而复始，时立气布，如环无端，守其数，稽其化，若合符节，可谓悉矣。"

运气学说本身属于神秘主义，有一套烦琐机械的推演方法，貌似存在可供把握的规律性。用运气理论指导临床用药，则药学方面亦需相应的调整，才能与之对接，为此宋徽宗御撰的《圣济经》专门设有"药理篇"来讨论此问题。"药理"

---

① 载《宋大诏令集》，亦见《能改斋漫录》；太学、辟雍置《内经》博士，载《宋史·徽宗本纪》。

依然是药物作用原理的意思，此中的微言大义则由注释家阐明："盖一物具一妙理，王者能穷理尽性，而至于命也，则因药之理而明之，特余事焉。推余事以示斯民，然后养生治疾之旨，昭然明于天下矣。"而归根结底，仍需要回到五运六气理论的笼罩之下。

这种"物之妙理"如何参究呢？五行当然是基本工具。《圣济经》说："动植之间，有万不同，而气味自然，率不过五，凡以象数寓焉。"而味属于土，如此则"五味皆生于土"，又规定"甘苦咸酸辛，又皆本于淡"，因为"淡者一也"，于是转入术数推演："口入一而为甘，甘出十而为苦。木作酸也，始于敷播，卒乃收聚。辛九数也，物穷则变，故辛甚则反甘。甘十数也，物极则反本，故甘甚则反淡。炎上作苦，苦生甘也。然火无正体，体草木焉。润下作咸，卤自咸也，亦有感于煎烦而咸者焉。"此即所谓"五味自然之理"；五气亦有其"自然之理"，文繁不具录。

阴阳亦不可缺少，所谓："天之所赋，不离阴阳。形色自然，皆有法象。毛羽之类，生于阳而属于阴；鳞介之类，生于阴而属于阳。空青法木，色青而主肝；丹砂法火，色赤而主心；云母法金，色白而主肺；磁石法水，色黑而主肾；黄石脂法土，色黄而主脾。触类长之，莫不有自然之理。"

在此基础上，辅以拆字式的药名考察，认为圣贤制字命物皆有深意，举例说："桂犹圭也，倡导诸药，为之先聘，若执以使；梅犹媒也，用以作羹，能和异味而合。"又说："其气上而疏达,穷治脑疾,故芎藭有穷穹之义。能益精而定心气,为气之帅,故远志同得志之升。萆薢则治湿痹而解散骨节诸风,薏苡仁则缓其中而随其意。"

不仅注意外在表现,更要"穷天地之妙,通万物之理",善于思索内在联系,于是提出:"蝉吸风,用以治风;蝱饮血,用以治血;鼠善穿,以消腹满;獭善水,以除水胀。"又如:"萍不沉于水,可以胜酒;独活不摇于风,可以治风。鸬鹚制鱼,以之下鲠;鹰制狐,以之祛魅。"

从张元素到王好古

《圣济经》只是提出法象药理的总纲,具体药物与运气理论的配合,至金元易水学派张元素、李杲等始归纳完善,年代稍晚的王好古所著《汤液本草》则是此派药学理论方面集大成之作。

《金史·张元素传》中提到张元素为另一位名医刘完素诊病的情况。刘病伤寒,久治不愈,张元素往探,切中病源所在,谓其误用某味性寒下降的药品,"走太阴,阳亡汗不能出",以至于如此;依言治疗,遂获痊愈。故事隐含的派系纷争略过不提,《金史》由此引述出张元素的重要主张:"运气不齐,古今异轨,古方新病不相能也。"

张元素著述甚丰,以《医学启源》最为重要,药学书则有《洁古珍珠囊》,李时珍对此推崇备至,《本草纲目》评价说："辨药性之气味、阴阳、厚薄、升降、浮沉、补泻、六气、十二经、及随证用药之法，立为主治、秘诀、心法、要旨，谓之《珍珠囊》。大扬医理，灵、素之下，一人而已。"但元明以来，《珍珠囊》的版本即已混乱，如李时珍云："后人翻为韵语，以便记诵，谓之《东垣珍珠囊》，谬矣。惜乎止论百品，未及遍评。"兹举《纲目》"桔梗"条引文，略见原书之一斑："桔梗清肺气，利咽喉，其色白，故为肺部引经。与甘草同行，为舟楫之剂。如大黄苦泄峻下之药，欲引至胸中至高之分成功，须用辛甘之剂升之。譬如铁石入江，非舟楫不载。所以诸药有此一味，不能下沉也。"

李杲字明之，晚号东垣老人，通常称李东垣。李本习儒，母因医误而死，遂从张元素学医。《元史》有传，典型医案略同乃师张洁古，皆与运气药术有关。其略云："西台掾萧君瑞，二月中病伤寒发热，医以白虎汤投之，病者面黑如墨，本证不复见，脉沉细，小便不禁。杲初不知用何药，及诊之，曰：'此立夏前误用白虎汤之过。白虎汤大寒，非行经之药，止能寒腑藏，不善用之，则伤寒本病隐曲于经络之间。或更以大热之药救之，以苦阴邪，则他证必起，非所以救白虎也。有温药之升阳行经者，吾用之。'有难者曰：'白虎大寒，非大热何以救，君之治奈何？'杲曰：'病隐于经络间，阳不升则经不行，经行而本证见矣。本证又何难焉。'果如其言而愈。"

李东垣所著药书有《药类法象》与《用药心法》两种，

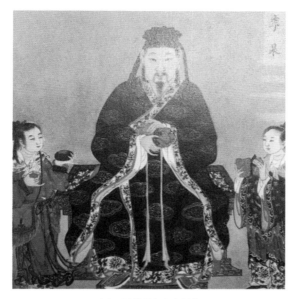

《先医神像册》之李杲像

也以原则性论述为主，皆收入《汤液本草》中。

按照五运六气理论，"寒暑燥湿风火，天之阴阳也，三阴三阳上奉之。木火土金水火，地之阴阳也，生长化收藏下应之。"配合起来，则"厥阴之上，风气主之；少阴之上，热气主之；太阴之上，湿气主之；少阳之上，火气主之；阳明之上，燥气主之；太阳之上，寒气主之"。

药物与之对应，则有升降浮沉补泻之法，配套列出"药类法象"：第一"风升生"，防风、升麻、柴胡、羌活之属，乃"味之薄者，阴中之阳，味薄则通，酸苦咸平是也"；第二"热浮长"，黑附子、乌头、干姜、肉桂之属，乃"气之浓者，阳中之阳，气厚则发热，辛甘温热是也"；第三"湿化成"，黄芪、人参、甘草、当归之属，乃"戊湿，其本气平，其兼气温凉寒热，在人以胃应之，己土，其本味咸，其兼味辛甘咸苦，在人以脾应之"；第四"燥降收"，茯苓、泽泻、猪苓、滑石之属，乃"气之薄者，阳中之阴，气薄则发泄，辛甘淡平寒凉是也"；第五"寒沉藏"，大黄、黄檗、黄芩、黄连之属，乃"味之厚者，阴中之阴，味厚则泄，酸苦咸气寒是也"。

　　作为运气药物的补充，又列"随证治病药品"、"用药凡例"等项，比较有意思的是将张元素提出的"引经报使"理论详细化。如云："头痛须用川芎，如不愈，各加引经药：太阳，川芎；阳明，白芷；少阳，柴胡；太阴，苍术；少阴，细辛；厥阴，吴茱萸。"又有报使歌诀："小肠膀胱属太阳，本羌活是本方。三焦胆与肝包络，少阳厥阴柴胡强。阳明大肠兼足胃，葛根白芷升麻当。太阴肺脉中焦起，白芷升麻葱白乡。脾经少与肺经异，升麻芍药白者详。少阴心经独活主，肾经独活加桂良。通经用此药为使，更有何病到膏肓。"并各经脉药物导向图。

　　其中最能体现法象原理者，为"用药根梢身例"，根据药物的药用部位，确定其作用，有云："凡根之在土者，中半以上，气脉之上行也，以生苗者为根；中半以下，气脉之下行也，入土以为梢。病在中焦与上焦者，用根；在下焦者，

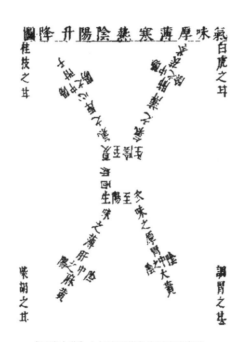

《汤液本草》之气味厚薄寒热阴阳升降图

用梢。根升而梢降。大凡药根有上中下：人身半以上，天之阳也，用头；在中焦用身；在身半以下，地之阴也，用梢。述类象形者也。"此亦所谓"以脏补脏"、"以形养形"之类交感巫术之孑遗。

与张元素、李杲一样，王好古也被称为"医之儒者"。好古字进之，号海藏老人，元代赵州（今河北赵县）人，传说初受业于张元素，后从李杲游，为易水学派的衣钵传人。《汤液本草》是其药学著作，据戊戌夏六月自序说："予集是书，复以本草正条，各从三阴三阳十二经为例，仍以主病者为元首，臣佐使应次之，不必如编类者，先玉石、次草木、次虫鱼，以上中下三品为门也。"此书与《本草经》以来的本草著作有所不同，更偏于临床实用性。

《汤液本草》之撰著

《汤液本草》成于大德二年戊戌（1298），另据丙午夏六月自序称"予受业于东垣老人"，李杲卒于蒙古宪宗元年（1251），即使保守估计，此书成稿之时，王好古的年龄也在七十开外；本书又有后序，题"戊申仲夏晦日王好古书于家之草堂"，此为至大元年（1308），当是镂版时所作；如此推算，王好古应该没有机会受教于年代更早于李杲的张元素。

从内容来看，《汤液本草》完全与五运六气的治疗理论配套。如云："防风，纯阳，性温，味甘辛，无毒。足阳明胃经、足太阴脾经，乃二经之行经药。太阳经本经药。"又引《珍珠囊》云："身，去身半已上风邪；梢，去身半已下风邪。"引《用药心法》云："去湿之仙药也，风能胜湿尔。"引李东垣的论说："防风能制黄芪，黄芪得防风，其功愈大。又云：防风乃卒伍卑贱之职，随所引而至，乃风药中润剂也。虽与黄芪相制，乃相畏而相使者也。"或因为运气学说太过繁琐，内中多有抵牾处不能弥补，明以后渐渐淡化，但《汤液本草》基于运气而添附的药物归经、升降浮沉等，则纳入主流中药学理论体系之中。

需要说明的是，法象学说并不始于宋徽宗。《本草经》序例"药有阴阳配合"句，《蜀本草》说："凡天地万物，皆有阴阳、大小，各有色类，寻究其理，并有法象。故毛羽之类，皆生于阳而属于阴；鳞介之类，皆生于阴而属于阳。所以空青法木，故色青而主肝；丹砂法火，故色赤而主心；云母法金，故色白而主肺；雌黄法土，故色黄而主脾；磁石法水，故色黑而主肾。余皆以此推之，例可知也。"也是以"法象"思路解释药物作用。

客观言之，总结药物作用规律，探索作用原理，在认识论上是一种进步，但如果没有恰当的客观事实依据和理论假说为支撑，往往适得其反。

《圣济经》说："车能利转，淬辖以通喉；钥能开达，淬钥以启噤；弩牙速产，以机发而不括也；杵糠下噎，以杵筑

汤液本草卷中

海藏　王好古　類集

新安　吴勉学　校梓

草部

防風

純陽　性温　味甘辛　無毒

足陽明胃經

足太陰脾經乃二經之行經藥

太陽經本經藥

象云治風通用瀉肺實散頭目中滯氣除上焦風邪

之仙藥也麄服瀉人上焦元氣去蘆并叉股用

珍云又去濕之仙藥也風能勝濕爾

心云又主大風頭眩痛惡風風邪目盲無所見風行

本草云主大風頭眩痛惡風風邪目盲無所見四肢

周身骨節疼痹煩滿脇痛風頭面去來四肢攣

急字乳金瘡内痓

東垣云防風能制黄芪黄芪得防風其功愈大又云

防風乃卒伍卑賤之職随所引而至乃風藥中潤

剂也雖與黄芪相制乃相畏而相使者也

本草又云得澤瀉薹本療風得當歸芍藥陽起石禹

《汤液本草》书影

而下也。所谓因其用而为之使者如此。"白话言之，因为车轮滚滚向前，所以取车辖烧红在酒中淬火，趁热饮用，可以治疗喉痹；钥匙能够开锁，以钥匙淬火水能够治疗口噤；钩弦是弩机发射的关键部件，正好用来治疗难产；杵在臼中不停地下捣，于是杵头上粘附的糠屑用来治疗噎病。

真的是太可笑了，所以《东坡志林》嘲讽说："以笔墨烧灰饮学者，当治昏惰耶？推此而广之，则饮伯夷之盥水，可以疗贪；食比干之馂余，可以已佞；舐樊哙之盾，可以治怯；嗅西子之珥，可以疗恶疾矣。"——苏东坡的议论早于《圣济经》，当然算不得"讪谤"，但也足可见"取类比象"认识观念之根深蒂固。金元以"法象药理"为中心的观念转变，重构了医药实践者的大脑回路，陷入这种糅杂交感巫术、宗教神学的思维模式，必然与真现实世界渐行渐远。

救荒活民:《救荒本草》

宪王、定王之辨

《本草纲目》"历代诸家本草"条目下提到《救荒本草》说:"洪武初,周宪王因念旱涝民饥,咨访野老田夫,得草木之根苗花实可备荒者四百四十种,图其形状,著其出产、苗叶、花子、性味、食法,凡四卷,亦颇详明可据。近人翻刻,削其大半,虽其见浅,亦书之一厄也。王号诚斋,性质聪敏,集《普济方》一百六十八卷、《袖珍方》四卷,诗文乐府等书。嘉靖中,高邮王磐著《野菜谱》一卷,绘形缀语,以告救荒,略而不详。"

此段说明文字错讹之处甚多,先误编撰年代永乐为洪武,又误药数四百一十四为四百四十;更严重者,则是将此书著作之功由周定王朱橚转嫁给其子周宪王朱有燉,文中涉

重刻救荒本草序

救荒本草二卷周憲王所著永樂間刻於汴嘉靖

初汴人李濂憲川甫再刻於山西皆久不傳川甫嘗

以佳本遺余余知魏屬歲大侵乃謀重刻之於平為

政者至以草木救荒亦可悲矣既不能使無荒又不

能備乃教民剝樹掘芽甲以苟旦夕生民之死罪矣

矣雖然天生物無非以養人行前人陂池南山之薇

蕨薇彼汾沮洳言采其莫邶俗最聾疏食亦而樂奠

《救荒本草》嘉靖三十四年刻本书影

及"诚斋"之号、"诗文乐府"著作等，皆为有燉专有。《四库全书总目》批评说："李时珍《本草纲目》以此书及《普济方》俱云洪武初周宪王著，考宪王有燉，于仁宗初始嗣封，其说殊误。"故刘衡如、刘山永在《本草纲目》新校注中，乃改"宪王"为"定王"，删"号诚斋"，改"诗文乐府等书"为"元宫词百章"，以与事实相符①。

《救荒本草》为朱橚的著作，这有永乐四年（1406）周王府左长史卞同的序言为证明。朱橚是明成祖朱棣的同母弟，谥号为"定"，可明代许多文献都将他与儿子朱有燉的谥号"宪"弄混。

文献所及，在李时珍之前，《救荒本草》嘉靖三十四年（1555）重刻本已误"宪王"为"定王"，陆柬撰序言云："《救荒本草》二卷，周宪王所著，永乐间刻于汴。"李时珍将"周宪王"坐实为朱有燉，其后徐光启《农政全书》卷四十五至五十九收录了《救荒》的大部分内容，每卷前有小字，亦题"采周宪王《救荒本草》"。

不仅《救荒本草》如此，朱橚的其他著作也多被安在朱有燉的头上。《袖珍方》为朱橚命王府医师李恒编辑，朱橚作序，《千顷堂书目》云："李恒《袖珍方》四卷。恒字伯常，合肥人。洪武初周府良医，奉宪王命集。恒永乐间致仕，王

---

① 见刘衡如等校注《本草纲目》卷一，华夏出版社，1998年，第11页。按，通观《纲目》全书，凡涉及朱橚处，皆称"周宪王"，可见李时珍原意如此，非镌刻错误。校点者代替原作者立言，不符合校勘原则，非常不可取。

亲赋诗以饯，命长史瞿佑序其事。"朱橚所著《元宫词》亦被钱谦益的《列朝诗集》记为周宪王之作，由此招致朱彝尊的批评。《静志居诗话》说："《元宫词百首》，宛平刘效祖序称周恭王所撰，固为谬矣，《列朝诗集》作周宪王，亦非也。"

在误"宪王"为"定王"诸人中，徐光启、钱谦益皆曾官礼部，黄虞稷曾参与修纂《明史·艺文志》，李时珍虽是医师，亦以博洽著称，但居然都不能明朱橚的谥号，恐另有别情。

据《明实录》，朱橚以洪熙元年（1425）三月告病，闰七月甲寅病重，越三日薨，年六十五。"上闻讣辍视朝二日，遣官赐祭，命有司治葬事，谥曰定"。明代藩王的丧仪，礼有定制，其谥号颁诏天下，按理易于知晓，而朱橚实在是"死不逢时"。朱棣（太宗）崩于上年七月，刚逾期年，朱高炽（仁宗）崩于当年五月，尚未入葬，新即位的皇帝朱瞻基（宣宗），当祖、父之重丧，此时又当嫡亲叔祖父朱橚之丧，吊问是否如仪，谥号是否及时颁诏，皆未可知。或许是这个原因，百数十年后的人物，除非特别留心史乘，通过翻检《实录》《玉牒》，尚能知周王橚的谥号外，其他人，如陆柬、李时珍、徐光启、钱谦益等，一提起周王，最容易想到的便是"恭谨好文辞，兼工书画"的宪王朱有燉，而非定王朱橚，遂连续出现父冠子戴的情况。

《救荒本草》的内容

《救荒本草》占用"本草"之名，却非真正意义的药学文献，清人吴嵩梁诗"本草图成为救荒，幽芳千种谁重绘"，所咏即此。《本草纲目》"历代诸家本草"标题下虽然开列有《救荒本草》条目，但检"豇豆"条集解项李时珍说："此豆可菜、可果、可谷，备用最多，乃豆中之上品，而本草失收，何哉？"《救荒》分明收载有豇豆苗、紫豇豆苗，李时珍对此视而不见，便是不将此书纳入本草范畴的意思。正因为此，《明史·艺文志》《四库全书总目》都将其归在农家类。

朱橚此书专为"救荒"而作，卞同的序言详述寓意云："敬惟周王殿下，体仁遵义，孳孳为善，凡可以济人利物之事，无不留意。尝读孟子书，至于五谷不熟，不如荑稗，因念林林总总之民，不幸罹于旱涝，五谷不熟，则可以疗饥者，恐不止荑稗而已也。苟能知悉而载诸方册，俾不得已而求食者，不惑甘苦于荼荠，取昌阳弃乌喙，因得以裨五谷之缺，则岂不为救荒之一助哉。于是购田夫野老，得甲坼勾萌者四百余种，植于一圃，躬自阅视，俟其滋长成熟，乃召画工绘之为图，仍疏其花实根干皮叶之可食者，汇次为书一帙，名曰《救荒本草》。"意思是，朱橚虽贵为藩王，心存善念，有感于黎民受困于水旱饥馑，努力寻求荒年可以代粮的植物。访问田夫野老，获得四百余种，种植在园圃中，亲自观察尝试，记录食用部位，命画工对物写生，编成这本《救荒本草》。

这段序言并没有夸饰的意思，朱橚的宅心仁厚乃是一以贯之。洪武年间，朱橚曾因小过迁谪云南[①]，有感于夷方边地，里无良医，"山岚瘴疟，感疾者多"，于是"收药诸方，得家藏应效者，令本府良医，编类锓诸小板"，成四卷本的《袖珍方》。用小版刷印，不仅便携，而且制作成本低廉，普通人家可以购买。朱橚感叹说："天高地厚，春往秋来，日陵月替，海水桑田，况人物乎。吾尝三复思之。惟为善迹有益于世，千载不磨。昔太上有立德、有立功、有立言，今吾非以徇名，将以救人之疾苦也，将以于世立功也。"

《救荒本草》上下两卷，按草、木、米谷、果、菜分为五部，其下再按照食用部位细分为叶可食二百三十七种、实可食六十一种、叶及实皆可食四十三种、根可食二十八种、根叶可食十六种、根及实皆可食五种、根笋可食三种、根及花可食两种、花可食五种、花叶可食五种、花叶及实皆可食两种、叶皮及实皆可食两种、茎可食三种、笋可食一种、笋及实皆可食一种，总计四百一十四种。每一植物皆有图有文，"图以肖其形，说以著其用。首言产生之壤、同异之名，次言寒热之性、甘苦之味，终言淘浸烹煮、蒸晒调和之法"。

以"绞股蓝"条为例，这是属于草部叶可食者："绞股

---

① 据《袖珍方》序云："洪武庚午（1390），寓居滇阳。"可知朱橚确实到过云南。《明史》列传谓："二十二年（1389），橚弃其国来凤阳。帝怒，将徙之云南，寻止，使居京师。"显然不确。

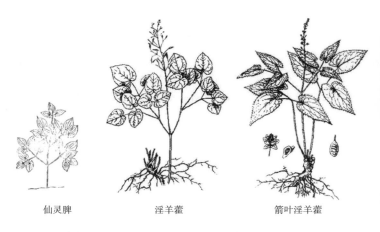

仙灵脾　　　　　　淫羊藿　　　　　箭叶淫羊藿

《救荒本草》之仙灵脾（淫羊藿）、淫羊藿、箭叶淫羊藿图

蓝，生田野中，延蔓而生，叶似小蓝叶，短小软薄，边有锯齿，又似痢见草，叶亦软，淡绿，五叶攒生一处，开小黄花，又有开白花者。结子如豌豆大，生则青色，熟则紫黑色，叶味甜。"单列救饥项，记录食用方法："采叶煤熟，水浸去邪味涎沫，淘洗净，油盐调食。"

　　本书插图的目的，乃是方便不识字的人能够按图求访，故图例皆由王府画工写生，绘制逼真，部分具典型特征的植物，甚至能够鉴定到种。如前面提到的绞股蓝，根据图例可以确定其为葫芦科植物绞股蓝 *Gynostemma pentaphylla*，与今用品种一致。又如淫羊藿，《救荒》描述说："今密县山野中亦有。苗高二尺许，茎似小豆茎，极细紧，叶似杏叶颇长，近蒂皆有一缺，又似绿豆叶，亦长而光，稍间开花，白色，

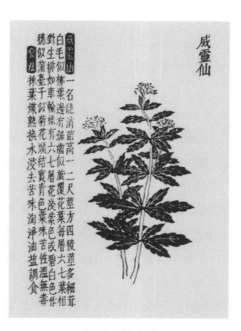

《野菜博录》书影

亦有紫色花，作碎小独头子，根紫色有须，形类黄连状。"
所谓"近蒂皆有一缺"，结合所绘图例，应该是指小叶基部
不对称。箭叶淫羊藿 *Epimedium sagittatum* 这一特征最明显，
但箭叶淫羊藿为三出复叶，与图例所见二回三出复叶不吻
合，淫羊藿 *Epimedium brevicornu* 符合二回三出复叶的特征，
其侧生小叶基部裂片略偏斜，应该就是《救荒》所描述的品
种了。

《救荒本草》主要记录可食的野生植物，故被今人标
榜为"明代天然食材宝典"，这其实与朱橚的撰著本意大
相违背。如李濂在嘉靖四年重刻本序所说："或遇荒岁，按
图而求之，随地皆有，无艰得者。苟如法采食，可以活
命。"书中虽然也有黄精、百合、门冬、沙参之类"山居
清供"，更多的则是苦涩难于下咽的草根树皮，如木部叶
可食之云桑、冬青树、黄楝树，连续数条，都要求"采嫩
叶煤熟，换水浸淘去苦味"。

木部"榆钱树"条救饥项的文字最能表现作者"体仁遵
义"之情："采肥嫩榆叶煤熟，水浸淘净，油盐调食。其榆钱
煮糜羹食佳，但令人多睡。或焯过，晒干备用，或为酱，皆
可食。榆皮刮去其上干燥皴涩者，取中间软嫩皮剉碎，晒
干，炒焙极干，捣磨为面，拌糠麸草末蒸食，取其滑泽易
食。又云，榆皮与檀皮为末，服之令人不饥。根皮亦可捣磨
为面食。"说榆皮"拌糠麸草末蒸食，取其滑泽易食"，糠麸
是指麦糠中的粗屑，如此食法固然得之于田夫野老的传授，

但若非专门说明，谁又能想象得出，这居然出自一位锦衣玉食的藩王笔下，比诸问饥民"何不食肉糜"的晋惠帝来，差别何啻天渊。

《救荒本草》在明代除被徐光启载入《农政全书》外，还在天启年间为婺源鲍山剽窃，窜乱原书，改造成《野菜博录》三卷。尽管鲍山在自序中大言不惭地矜夸，"四百数十种，皆予亲尝试之"，其朋党也厚颜无耻地吹捧其"仁者之用心"①，而殊未知朱橚原书之创作，在永乐年间不仅不是美事，甚至还引来了一场风波。

荒政与救荒

宜注意卞同序言中涉及荒政的数句："虽然今天下方乐雍熙泰和之治，禾麦产瑞，家给人足，不必论及于荒政，而殿下亦岂忍睹斯民仰食于草木哉。"按，荒政制度见于《周礼》，为大司徒所掌，其措施十二，但无论是散利、薄征、缓刑、驰力、舍禁、去几，还是眚礼、杀哀、蕃乐、多昏、索鬼神、除盗贼，其命只能出自君上，虽亲王大臣亦不能僭越；更何况朱棣得位非正，所需要的是天降祥瑞来粉饰其"雍熙泰和之治"，而预为荒欠饥馑作未雨绸缪之计，的确显

---

① 引文分别见《野菜博录》鲍山自序及程大中跋。关于《野菜博录》对《救荒本草》的剽窃，《救荒本草校释与研究》（王家葵、张瑞贤、李敏校注，中医古籍出版社，2007年）有专篇文章讨论，此不赘叙。

得不合时宜。

不仅如此，永乐初年，朱棣担心基业未稳，对诸藩恩威并施，一方面不断赏赉羊酒彩币，另一方面则严重限制诸王的自由，可谓动辄得咎。《明史·列传第八·诸王五》诸王传赞云："有明诸藩，分封而不锡土，列爵而不临民，食禄而不治事。盖矫枉鉴覆，所以杜汉晋末大之祸，意固善矣。然徒拥虚名，坐縻厚禄，贤才不克自见，知勇无所设施。防闲过峻，法制日增。出城省墓，请而后许，二王不得相见。藩禁严密，一至于此。"其中"出城省墓，请而后许"之禁，显然有碍于朱橚采访田夫野老。卞同在序中说"得甲坼勾萌者四百余种，植于一圃，躬自阅视"，种于园圃固然有便于观察，而另一原因恐怕也是为了减少违制出城的次数。故王星光、彭勇在《朱橚生平及其科学道路》一文中，根据明末人所撰《如梦录·周藩纪》中有关记载，将朱橚的植物园确定在藩王府内[1]，十分正确。

朱橚在史书中并没有留下好名声，正史、野乘都说他"有异志"。《明实录·太宗实录》中屡有他受朱棣申斥的记录，其中永乐三年（1405）七月的一次申斥最为严厉。皇帝说："比各府县录周府长史司榜位来奏。夫朝廷与王府事体不同，长史司专理王府事，岂得遍行号令于封外，与朝廷等。一家有一家之尊，一国有一国之尊，天下有天下之尊，卑不

① 王星光、彭勇《朱橚生平及其科学道路》，《郑州大学学报》（哲学社会科学版），1996年第2期。

逾尊，古之制也。今贤弟居国，如诸子擅行号令于国内，其亦可乎？若奸人造此离间，即具实以闻，当究治之，如实贤弟所命，则速遣人收还，仍严戒长史，行事存大体，毋贻人讥议。"

敕书所说的其实是一件小事。周王府的榜文张贴到了王城以外的各州县，皇帝认为这是极为严重的僭越行为，圣旨的语气看似平和，却暗含机锋。朱橚立即上表谢罪。或许是态度诚恳的缘故，朱棣还将朱橚的伏罪状封发给另一位也受谴责的弟弟齐王朱榑，事在同年十月戊辰①。

《明实录》没有记载朱橚答辩的具体内容，只是《明史·列传第五·诸王一》齐王朱榑传中提到"（永乐三年）周王橚亦中浮言，上书谢罪，帝封其书示榑"。我们无法了解周王府榜文的具体内容，但结合《救荒本草》的著作时间，及书中涉及的药物产地密县（河南新密）、辉县（河南新乡下辖辉县）、郑州、荥阳（河南荥阳）、中牟（河南中牟）、祥符（河南开封）等，皆在开封周围数百里间，推想就是向

① 见《明实录·太宗实录》，卷四十七，第七册，第七百一十九页。该条云："周王橚遣人赍奏，深陈悔罪改过之意，上甚喜，命侍臣封橚所奏，遣人赍示齐王榑。而赐书答橚曰：得奏，具见贤弟迁善之诚，良深嘉悦。兄之心惟欲与诸弟同享升平悠久之福，使诸弟皆同贤弟此心，福庆岂有穷哉。贤弟宜益加持守，为诸王表率，隆藩翰于国家，昭令誉于无穷，此兄之所深望。近齐王数为不法，已封贤弟今日所陈者示之，亦冀以兴起其迁善之心。"按朱橚的认罪书十月始上奏朝廷，究竟是针对七至九月间的哪次谴责，《实录》没有说明，但在此时间内《实录》并未记载说收到朱橚的其他认罪状，看来此次上书应是对此期间所有指责的认罪。

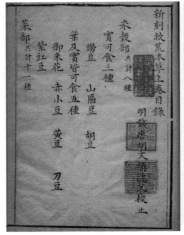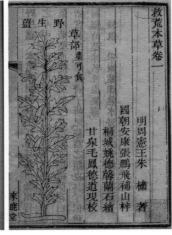

《救荒本草》万历二十一年刻节略本书影　　《救荒本草》咸丰元年来鹿堂刻本书影

田夫野老采访可食草木的文告。因为按照"非特旨不得出城"的诏令，朱橚欲了解这些地方的出产，可能只有以这种方式获得信息。卞同序末题署"永乐四年岁次丙戌秋八月"，这应该是《救荒本草》初刻时间，联系前面提到的榜文，则知此书的编写工作大约开始于永乐三年或稍早。

《救荒本草》的版本情况

《救荒本草》的版本甚为复杂，需要略加说明。永乐四年（1406）初刻本已经失传，今存以嘉靖四年（1525）山西太原重刻本为最早。此本将原书上下两卷析分为上之前、上之后，下之前、下之后四部分，以"元亨利贞"为标记。嘉靖三十四年（1555）陆柬据山西本重刻，附刊《野菜谱》；四库所收即陆柬刻本，只是将两卷四册进一步拆为八卷。至于李时珍说"近人翻刻，削其大半"，乃指嘉靖四十一年（1562）胡乘节略本，仅有一百一十二条，分上下两卷；万历二十一年（1593）胡文焕据此辑入《格致丛书》。《农政全书》卷四十三至卷六十为荒政，其中卷四十六至卷五十九为《救荒本草》正文，尽管卷四十五"救荒本草总目"仍称"草木野菜等共四百一十四种"，而正文却脱漏了"木部叶及实皆可食新增"之山苘树，故实际只有四百一十三种，顺序也与《救荒》原本不同。日本享保元年（1716）松冈恕庵据《农政全书》的内容辑出《救荒本草》十四卷，目录一卷，附刊《救荒野谱》，书前题"徐光启纂修，张国维鉴定，方岳贡同鉴"，共四百一十三条，卷帙及每卷内植物顺序皆与《农政全书》同。咸丰元年（1856）来鹿堂刻本则是据日本刻本重刻。

边地草药:《滇南本草》

地方性本草主要记录某一区域范围内出产的药物，与方志"物产"部分仅载药名，风物志兼记人文不同，地方本草本质上仍是为临床药物治疗服务的著作。其著名者如宋代王介《履巉岩本草》，明代兰茂《滇南本草》，清初广东何克谏《生草药性备要》、清末四川龚锡麟《天宝本草》等①。

由宋代《履巉岩本草》说起

《履巉岩本草》收载药物二百零六种，今存二百零二种，每药一图，先图后文。图为工笔敷彩，刻画精细；文极

---

① 如《南方草木状》《益部方物略记》《桂海虞衡志》之类，虽然也保存有许多地方用药资料，但作者的著述本意并非药物书，体例也有别于本草。此外如《救荒本草》，所记皆河南植物，亦有"本草"书名，但本质上是可食植物图谱，亦非真正的地方本草。

简略，仅有性味、功能、单方，偶记别名①。书前有嘉定十三年（1220）琅琊默庵的自序，其中提到："老夫有山，梯慈云之西，扪萝成径，疏土得岩。日垒月磨，辟庙几百数。其间草可药者极多，能辨其名与用者，仅二百件。因拟《图经》，编次成集。仍参以单方数百只，不敢施诸人。或恐园丁野妇，皮肤小疾，无昏暮叩门入市之劳，随手可用，此置图之本意也。"书名的由来很简单："山中有堂曰履巉岩，因以名之。"由此可知，此书所记录的，就是这数百亩山地中种植或天然生长的药草。

琅琊是王姓的郡望，据《图绘宝鉴》："王介号默庵，庆元间内官太尉。善作人物、山水，似马远、夏珪，亦能梅兰。"故确定此书是王介的作品，图例为其手绘，国家图书馆藏明代抄绘本。

王介为内官太尉，其别业也当在临安（今杭州）左近，郑金生先生将书中涉及的特殊药名与南宋临安三志的记载比勘，果然契合。如《履巉岩本草》有"地萹蓄"、"千年润"，《乾道临安志》《咸淳临安志》药物项皆有此。又虑及同名异物之偶然巧合，根据《履巉岩本草》所绘之"千年润"，考订原植物当是百合科万年青 *Rohdea japonica* 之类；清代钱塘人赵学敏所著《本草纲目拾遗》"万年青"条亦记别名"千年

---

① 郑金生先生对《履巉岩本草》有深入研究，本篇涉及此书的内容多数出自郑先生的成果，见《南宋珍稀本草三种·履巉岩本草》（人民卫生出版社，2007年）校注后记。

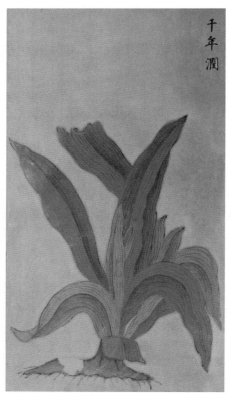

千年润

《履巉岩本草》之千年润图

蘁",并引杭城风俗:"四月八日浴佛日,杭俗,人家植万年青者,多剪其叶,弃掷街衢,云令人踏之则易长,且发新叶茂密。"按,"蘁"与"润"方音相近,可见,将万年青呼为"千年润(蘁)",杭人自宋至清,一以贯之。

　　药物(植物)的通俗名称口耳相传,数百年间也有讹变,但脉络依稀可循。在品种基源变化不大的前提下,本书"穿心鸭舌"、"穿心佛指草",《杭州药用植物志》分别名为"穿心箭"、"佛珠草";本书"自摇草"一名"杜当归",《杭州药用植物志》记白花前胡的别名为"土当归";本书"仙天莲"一名"天荷叶",《浙江民间常用草药》称为"山荷叶";本书"紫花香茭",《浙江民间常用草药》称为"土香薷"。

　　将此书描述的地点确定在杭州,则序言提到的"慈云"就可以坐实为今玉皇山与凤凰山之间的慈云岭了。王介的别业建在皇城所在的凤凰山侧,也与其"内官太尉"的身份相符。近年来,浙江中医药大学张水利先生身在杭城,占地利之便,通过实地考察、标本对照,考订《履巉岩本草》天茄儿、铁脚凤尾草、天仙子、苦益菜、山荷叶、仙天莲等的原植物。此研究除植物资源学意义以外,也为南宋临安的人文活动、自然生态提供重要佐证。

　　王介自称撰著此书是为了解决家中"园丁野妇"的简单医药问题,但以其身份地位而言,这话更像是一种"修辞策略"。从书中具体内容来看,有数十种药物提到"入炉火药用,大能服(伏)水银、硫黄毒"(黄花草);"服(伏)水银、硫黄毒"（野豌豆）；"能伏硫黄，善死水银，多入炉火药用"
（水芹）；"炉火药亦用，大能服（伏）水银、硫黄毒"（紫旱
莲）；"能伏砒霜、硫黄，结水银砂"（汉王试剑草）；"入炉火
药，养灵砂，大有功"（紫英）；"能烧金，伏朱砂用"（金螃
蟹草）等，足见作者对炼丹术的热衷。故直观理解，此书更
似出于对序言中提到的陶隐居、陈藏器、孙真人、日华子等
本草炼丹家的仰慕和效仿。换一种角度，《履巉岩本草》专意
刻画自家园林的药用草木，也可以看作是将李德裕《平泉山
居草木记》、司马光《独乐园记》中的植物图像化①。

兰茂与《滇南本草》

与《履巉岩本草》属于文人意象的"笔墨游戏"不同，
明清时期十余种地方本草皆是实用性著作。不仅如此，从地
域来看，这些本草主要集中在远离政治文化中心的边远地
区，尤其以云南、四川、岭南为大宗。

《滇南本草》作于明代，作者一般认为是云南著名学者
兰茂（1397–1470），较晚出的版本有题"明滇南杨林和光道
人止庵兰茂撰并识"的序言，称自幼"酷好本草，考其性味，
辨地理之情形，察脉络之往来"。身处滇南，"乃昆仑之总脉
也，而又近于西天之地，故有逆水绕之，往往奇花异草产于

---

① 明代仇英即绘有《独乐园图》，以较为写实的手法描绘《独乐园
记》中提到的百二十畦药草。

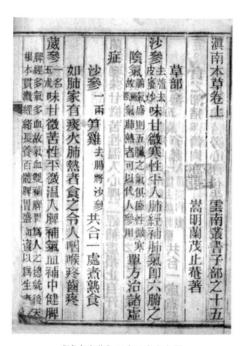

《滇南本草》云南丛书本书影

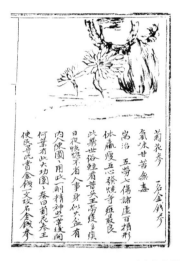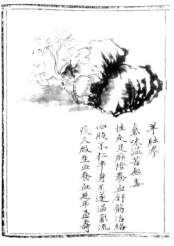

《滇南本草图说》书影

滇域而人不识"，因此"留心数年，审辨数品仙草，合滇中蔬菜草木，种种性情，著《滇南本草》三卷，特救民病，以传后世，为永远济世之策"①。

正德《云南志》有兰茂传，其略云："兰茂字廷秀，杨林千户所籍贯，河南洛阳人。年十六时，凡诗史过目辄成诵。既冠，耻于利禄，自扁其轩曰止庵，号和光道人，自作《和光传》，又称玄壶子。所著有《玄壶集》《鉴义折衷》《经史余论》《安边策条》《止庵吟稿》《山堂杂稿》《碧山樵唱》《桑榆乐趣》《樵唱余音》《甲申晚稿》《梅花百韵》《草堂风月》《蘋洲晚唱》《韵略易通》《金粟囊》《中州韵》《声律发蒙》《四言碎金》等书，滇人多传之。其余医道、阴阳、地理、丹青，无不通晓。"因为传记没有提到《滇南本草》，故兰茂对本书的著作权受到怀疑。民国经利彬先生著《滇南本草图谱》，特别揭出《滇南本草》收载野烟、玉米须皆在明代中后期传入中国，非活动于明初的兰茂所能见。

经先生的意见不无道理，确实不排除晚出之书归美前代名人的情况，但兰茂原著后人递补的可能性更大。《滇南本草》早期以抄本形式流传，至清代始付剞劂，数百年间，内容不断修饰，添附增衍。赵藩《云南丛书·滇南本草》序言说："相传辑云南药品者有三家：一沐国公琮，曰《苴兰本

---

① 这篇序言载光绪年间昆明务本堂刻《滇南草本》（1937年世界书局铅印，改名《滇南本草》），1958年、1975年的整理本将其中涉及"封建迷信"的文句悉数删削，变得面目全非。2004年云南科技出版社之"修订重版"，一任谬种流传，使用者需要特别注意。

草》；一兰茂、一杨慎，皆曰《滇南本草》。沐、杨惟传抄本，兰有旧坊刻本。"今天所见之本，药数颇有参差，最少二十六种，最多四百五十八种，内容无本得同，而皆题兰茂，应该是将沐琮、杨慎的著作裹挟其中了。

在众多《滇南本草》版本中，《滇南本草图说》较有特色。原书十二卷，今存卷三至卷十二共十卷，药物二百八十种，图例二百二十五幅。卷三首题"杨林兰茂止庵先生著释"，内文有题记多条，纪年明确者："大明嘉靖丙辰年（1556）正月滇南守一子范洪抄录，至大清康熙丁丑年（1697）滇南高宏业又抄录。细开记述，至乾隆三十八年（1773）二月朔日朱景阳又抄。"显示这份抄本至少经过兰茂、范洪、高宏业、朱景阳之手。

《滇南本草图说》并不讳言增改，卷十二题记说："以上计一百有零。其性其味，以及寒热温平，酸甜苦辛，均已考释详明，久经应验。若复有经验草木增入斯集，惟俟后之君子活人济世之心尔。"此或出自原著者的手笔，表达希望后人增补完善的意愿。

"荔枝"条说："食荔枝过度，用蜜浆解之，此苏颂之说也，《本草纲目》载之。"《本草纲目》万历年间问世，晚于范洪，更晚于兰茂；书中的插图，很多都参考《纲目》崇祯十三年（1640）钱蔚起重刻本绘制，应该都是高宏业或朱景阳所添。"菊花参"条说："昔吴王劳疫多痰，日夜恍惚，不省人事，身似火盆。有内人陈圆圆用此一剂，精神照常。后

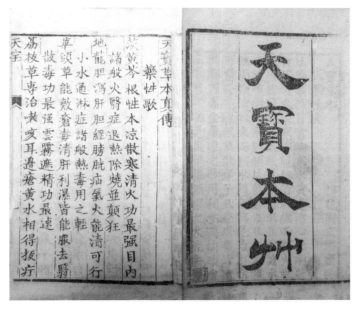

天寶草本真傳

藥性歌

茨黄芩根性本涼散寒清火功最强目内
諸般火翳症退熱除燒並顛狂
地龍胆瀉肝胆經膀胱疝氣火能清可行
小水通淋症諸般熱毒用之輕
芋頭草能敷瘡毒清肝利濕皆能服去翳
故毒功最强雲霧遮精功最速
荔枝草專治嗽咳耳邊瘡黄水相得拔疔
天宝

《天宝本草》书影

问何叶有此大功，圆圆奏曰：菊花参。王使民寻此，赏金钱
一文，故名金钱参。"吴王即吴三桂，高宏业康熙三十六年
（1697）抄录，距离平定三藩才十余年，似乎不会公然谈论
"吴王"；再从行文语气来看，记录者对"吴王"和"陈圆圆"
的身份已经不太熟悉，更像是乾隆三十八年（1773）朱景阳
的手笔。

关于"草药"的特别说明

"中草药"是中药与草药的合称。汉代以来，围绕《神
农本草经》建立起一套药学体系，循其理论使用的药物即是
通常所说的"中药"；除此而外者，即被含混地呼为"草药"。
《侣山堂类辩·官料药辩》说："所谓官料药者，乃解京纳局
之高品。"此即通常意义的"中药"，与之对立者为"草药"。
草药的特点，概括起来有三点：非官方性，单用为主，作用
猛烈。正因为此，前人每有"草药不可服"的警告[1]。

一般认为，地方本草以记载"草药"为主，其实不尽然。
毕竟自唐代《新修本草》以后，本草成为"官方学术"，私
家著述主要围绕官修本草进行补充修饰；地方本草很难例外，
多数也是在官方本草叙事框架下记述具有地方特色的药物。

地方本草收录的药物可以分为官药与草药两类。所谓

---

[1]　有关使用草药的警告甚多，如《夷坚甲志》专立一条，即以"草
药不可服"为标题。

"官药"，是指药物名实、功用皆与官修本草记载一致的品种。如《履巉岩本草》之细辛、青木香、何首乌，《滇南本草》之夏枯草、金银花、白芷之类。不仅文字内容录自《证类本草》，基源品种也与主流用药基本相同。官药在地方本草中比例多少，可反映著作者对官方医药学术的认同程度，如《滇南本草》中的官药数目，远远高于《生草药性备要》和《天宝本草》，这与兰茂文人身份相符。

草药具有浓烈的地方特色，其中"拟官药"现象特别值得注意。这类"拟官药"通常以官药的代用品或拟似品的面目出现，通常在官药名称之前加上表示"非正式"意思的限定词。如《履巉岩本草》之山草乌、山附子、山茵陈、杜天麻、杜牛膝、草血竭、草芍药之类；《滇南本草》多用"土"字，如土黄连、土千年健、土牛膝、土黄芪、土三七、土人参、土藿香之类；《生草药性备要》有假苦瓜、假苋菜、假芙蓉、假蒟叶、土荆芥、土当归、土常山、土白敛、土细辛、土黄连、毛麝香、山白芷之类；《天宝本草》则有地麦冬、地龙胆、地五加、水黄连、水当归、水人参、土巴戟、茨黄芩之类。

以《滇南本草》的土三七为例略作说明。三七是广西、云南特产，以《本草纲目》记载最早。李时珍说："生广西南丹诸州番峒深山中，采根暴干，黄黑色，团结者，状略似白及；长者如老干地黄有节。"又记其功效："止血散血定痛，金刀箭伤跌打扑杖疮出血不止者，嚼烂涂，或为末掺之，其血即止。"其原植物为五加科三七 *Panax notoginseng*，《滇南本草》没有三七，却有土三七，务本堂本记载说："土三七，味苦，治跌打损伤，生用破血，炙用补血。"《滇南本草图说》尤其详细："土三七，味甘，微苦。无毒。入足手阳明经，兼入血分。根大而肥。主治止血、散血，功效最神。箭伤杖扑，跌打损伤。包敷患处，即可痊愈。"这些功效与三七基本近似，而根据所绘的土三七图例，可以确定，这是菊科植物菊三七 *Gynura segetum*，至今仍为三七的混淆品。问题不止于此，如果土三七的条目确实出自兰茂，那么，从药名拟似的角度考虑，《滇南本草》虽然没有记载三七，而五加科三七的药用历史显然应该早于此书。

苏东坡在《小圃五咏》诗中说自己将人参"移根到罗浮，越水灌清泚"，居然能"青桠缀紫萼，圆实堕红米"，生机勃勃；其实五加科人参 *Panax ginseng* 出辽东，根本不可能在南方生长，作者借题发挥而已。无独有偶，对参类药物的拟形、拟效，也是地方本草的一大特色。《履巉岩本草》开篇第一药是人参苗，务本堂本《滇南本草》也以人参冠首，声称"滇南所产者，肥大壮实"[①]。在《滇南本草》其他版本中还有兰花参、金钱参、还阳参、珠子参、羊肚参、牛尾参、凤尾参、对叶参、血参等诸多名目，有关这些参的品种基源、生

---

① 《履巉岩本草》的人参苗可能是伞形科植物明党参 *Changium smyrnioides*，《滇南本草》的人参，则可能是马齿苋科植物土人参 *Talinum paniculatum*。

物活性研究甚多，其中的人文隐喻，亦大有探索的余地。

地方本草以民间医生为主要读者对象，故文辞通俗。以《滇南本草》药名为例，如千针万线草、真珠一枝蒿、地涌金莲、铁线牡丹，这些雅驯的名称或许经过文人润色；而如老虎刺尖、羊奶地丁、狗屎花、马尿花，则是未曾修饰的俚语村言。"野烟"条说："昔一人生搭背，日久不溃，将死，名医诊视，皆言死症，俱不下药。后一人授以此草，疮溃，调治痊愈。后人起名'气死名医草'。"真令人忍俊不禁。

兰茂精通音韵，撰有《韵略易通》，又有《声律发蒙》，是学做骈赋文章的入门书籍。《滇南本草》全篇用浅文言，偶然也有韵语，如"重楼"条引俗谚："是疮不是疮，先用重楼解毒汤。"这类歌谣在地方本草中保留甚多，可补杜文澜《古谣谚》之未备。

蚤休一名重楼，俗名七叶一枝花，《本草纲目》引俗谚云："七叶一枝花，深山是我家。痈疽如遇者，一似手拈拿。"此条收入《古谣谚》，其上源无人追究。检《履巉岩本草》"箭头草"条有歌曰："一叶一枝花，阴山是我家。硫黄见着死，水银结成砂。"七叶一枝花是百合科植物，箭头草似为旋花科牵牛一类，二者并非一物，从文献时间先后看，七叶一枝花的歌谣恐模仿箭头草而来。

不止于此，《生草药性备要》又加以繁化："七叶一枝花，紫背黄根人面花。问他生在何处是，日出昆仑是我家。大抵谁人寻得着，万两黄金不换它。"《本草求原》转录的时候略有修饰:"七叶一枝花,紫背黄根节生洼。每从甘石山头上,日出昆仑是我家。大抵谁人寻得着,万两黄金不换他。"

《本草约编》为七言绝句:"蚤休七叶一枝花,味苦微寒肝分加。痈肿蛇伤毒尽解,惊风疟疾用多嘉。"《本草诗笺》为七言律诗:"俗名七叶一枝花,金线重楼丽且华。疟疾惊痫除暴乱,肿痛瘰疬灭痕疤。内施效著补邪热,外敷功传治毒蛇。寒苦肝经称本药,气虚元弱慎休加。"这两首虽非谣谚,但皆叶六麻,应当也是受前面几首歌谣的影响。

禁苑秘册：《本草品汇精要》

《本草品汇精要》成书的曲折过程

明代中期以后，政治斗争异常复杂，本草本来是学术之末流，竟然也裹挟其中。《本草品汇精要》是明代唯一一部官修本草，从动议编纂开始，便在政治漩涡中打转，几经沉浮，完整的版本终于在撰成五百年后公开面世，也算是不幸中之万幸了[①]。

史书对明孝宗表扬有加，用"恭俭有制，勤政爱民"八

[①] 曹晖教授于《本草品汇精要》研究甚深，海内外访求版本、精心点校、考释药物，出版校注研究本，有功学林。本篇关于《本草品汇精要》成书的介绍，主要参戴蕃瑨《纂修〈本草品汇精要〉始末与定稿后的遭遇》，《西南师范学院学报》，1983年第3期；曹晖《〈本草品汇精要〉考略》，九州出版社，2002年；曹晖《本草品汇精要》(校注研究本)，华夏出版社，2004年。特此说明。

字勾勒出一位"明君"的形象，治下十八年也被粉饰为弘治中兴。既然是"盛世"，修本草自然也是题中应有之义。孝宗皇帝素来留心医事，曾经"于南城合修诸丸以赐臣民"，又复"亲御宸翰，书药方赐臣下"。李东阳《怀麓堂集》中有一首七古《恭题御书药方后》，专门赞咏说："古来用药如用人，牛溲马渤皆通神。古来医人似医国，病未察形先察脉。我皇一念通炎皇，要开寿域归平康。愿推万念及万物，直遣四海同虞唐。"修撰本草似乎完全是皇帝自己的心思，《孝宗实录》记弘治十六年（1503）八月圣旨："本草旧本繁简不同，翰林院其遣官二员，会同太医院官，删繁补缺，纂辑成书，以便观览。"

谁知还没有开始动工，便因为人员安排闹出风波。内阁首辅刘健建议翰林院沈焘、陈霁负责纂辑；太医院则提出由本院刘文泰等负责纂修，待誊录后方送内阁校正撰序，再上表进呈。

如果循唐宋制度，官修本草属于国家典章，需要有高级别官员领衔，以示庄重；太医院作为专业技术部门，只需承担实际编写工作。但明代朱元璋废除丞相制度，政府首脑缺位，阁臣职权虽重，名义上却只是皇帝的顾问秘书，难以类比。或因为此，刘健只好以文化修养不足为理由，反对太医院全面负责此书。他上奏说："纂辑书籍必须通晓文义，该博典籍，庶损益得宜，诠次不谬。本草《证类》等书，多系前贤编纂，出入经史，文义深奥；今太医院官生，仅辨药物，

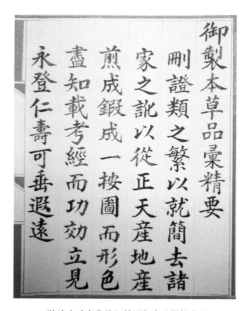

御製本草彙精要
刪證類之繁以就簡去諸
家之訛以從正天產地產
煎成鍜成一按圖而形色
盡知載考經而功効立見
永登仁壽可垂遐遠

弘治本《本草品汇精要》序（影抄本）

文理多有未谙，字样亦有不识，其所纂辑，恐多乖谬，致误后人。乞敕礼部，将该院所拟纂修等项官生，严加考选。如果明通药性，兼晓文义者，方许供事，毋容冒滥，妄图恩典。"又说："其本部编修二员，既奉成命，委任宜专。其纂辑之际，就令通行裁定，并加校阅。务使无忝前修，有益世用，方可上尘御览。"然后以退为进，表示翰林院政务繁冗，又有其他编书任务，完全可以不再参与此事，但若让刘文泰等纂修，而使翰林院诸公为之校正，于事则属于颠倒错乱。

皇帝准奏，而刘文泰等不同意修书人员必须接受资格考试的要求①，于是由掌太医院事右通政施钦上书，表示"愚仰承圣命，纂修本草，逮而自揣，诚不胜任，乞命翰林院重臣纂修，庶克有济"。把皮球踢回给了内阁。

皇帝再次准奏，"乃命翰林院纂修，太医院官生并不必预，而免其考选"。这次又轮到刘健不愿意了，于是妥协说："药物方书，太医院专职，臣等职在论思，理难侵越，具该院官生数多，中间亦必自有通晓文义之人，可以纂辑成书。伏望特回宸断，仍命该院纂，径自呈进，烝等一并取回，庶职守有定，体统不失。"

皇帝又一次改变主意，降旨内阁："本草一书与其他医书不同，以卿等学问优深，乃命纂辑，今所言如此，其令太

---

① 《实录》说刘文泰拒绝接受考试的理由，乃是"但欲援引所亲，妄图升偿，实未有精于医理者，皆畏考试"。这几句话，据戴蕃瑨判断，当是后来刘文泰接受审判时的供词，所见甚是，但太医院拒绝接受考试的真实原因则未必如此。

医院自行纂修。"孝宗之优柔寡断，既无立场又乏手段，于此事也可以窥见一斑。

施钦于是提出一份建议名单，以司设监太监张瑜为总督，施钦与副职同掌太医院事王玉为提调，太医院院判刘文泰、王槃，御医高廷和三人为总裁，又设副总裁三人，其下则有纂修、催纂、誊录、验药形质、绘图人员若干，除绘图和誊录外，主要由太医院医士充任。

编纂工作进行得异常顺利，一年半以后，即弘治十八年（1505）三月初三定稿，全书四十二卷，另有序例目录为首卷，装成三十七大册进呈。

《本草品汇精要》的体例

与宋代官修本草在《新修本草》基础上罗列叠加不同，《本草品汇精要》在编辑体例上颇下功夫。一千八百一十五种药物按照玉石、草、木、人、兽、禽、虫鱼、果、米谷、菜，分为十部，部类下的具体药物则按《皇极经世书》对其形性特征作归纳性描述。

玉石部皆是矿物，"按《皇极经世书》分天然、人为之异。盖金石之类，天然者也；盐矾之类，人为者也。今据《经世书》而分石、水、火、土，加金，庶几尽之"。草木谷菜果诸部，皆是植物，"按《皇极经世》分草、木、飞、走之四类。其草有草之草、草之木、草之飞、草之走；而木谷果菜，并如是例，以定物形"。又根据植生状态，"以特然而起者为特生，散乱而生者为散生，植立而生者为植生，牵藤而缘者为蔓生，寄附他木者为寄生，依丽墙壁者为丽生，自泥淖中出者为泥生。各状其形，以便采用"。禽兽虫鱼诸部，皆是动物，"分羽、毛、鳞、甲、裸为五类，每类又分胎、卵、湿、化之四生"。如丹砂属于"石之石"，标注"石穴生"；石钟乳属于"石之土"，标注"岩穴生"；食盐属于"石之水"，标注"煎炼成"；菊花属于"草之草"，标注"植生"；茅根属于"草之飞"，标注"丛生"；松萝属于"木之走"，标注"寄生"；麝香属于"毛虫"，标注"胎生"；丹雄鸡属于"羽虫"，标注"卵生"；蜗牛属于"甲虫"，标注"湿生"。

具体药物条文，转载《本草经》《名医别录》主治功效以后，将其他内容剪裁为二十四个栏目，称为"二十四则"。凡例说："一曰名，纪别名也。二曰苗，叙所生也。三曰地，载出处也。四曰时，分生采也。五曰收，书蓄法也。六曰用，指其材也。七曰质，拟其形也。八曰色，别青黄赤白黑也。九曰味，著酸辛甘苦咸也。十曰性，分寒热温凉，收散缓坚软也。十一曰气，具厚薄、阴阳、升降之能也。十二曰臭，详腥膻香臭朽也。十三曰主，专某病也。十四曰行，走何经也。十五曰助，佐何药也。十六曰反，反何味也。十七曰制，明炮燀炙煿也。十八曰治，陈疗疾之能也。十九曰合治，取相与之功也。二十曰禁，戒轻服也。二十一曰代，言假替也。二十二曰忌，避何物也。二十三曰解，释何毒也。

二十四曰赝,辨真伪也。"并非每味药物具足此二十四则,有则载之,无则付阙。《证类本草》中繁杂的内容,经过这样条列梳理,变得明晰易查①。

《本草品汇精要》未获颁行的原因

孝宗对此书非常满意,御制序言说:"删《证类》之繁以就简,去诸家之讹以从正。天产地产,煎成锻成,一按图而形色尽知,载考经而功效立见。永登仁寿,可垂遐远。"

因为得到皇帝的认可,刘文泰等人的言语不免张狂。序例说:"前代之人,虽妍于辞章,而方技之理,恐有未谙。"借指责唐宋本草以高官领衔,影射内阁插手本书编纂。又说:"旧本之文,而志士鸿儒则能斟酌其是非;新本之条,虽初学庸材不待参详而即悟。大抵方技之书,何须义理渊微;治病之由,贵乎功能易晓。"直接回应刘健当年的责难,"太医院官生,仅辨药物,文理多有未谙"。然后谦称说,现在这个编辑班底,皆以医药为职司,自然熟悉业务,但若没有"圣君简命,恐不能息偏执者之言,又何以垂乎绵远"。所谓"偏执者",自然是指以刘健为首的内阁人等。

谁知天有不测风云,本草进呈一个多月以后,孝宗忽然

---

① 据《孝宗实录》说:"大学士丘浚尝欲重修本草,每种立十三则,而亲著一种为例。"《本草品汇精要》所立二十四则,应该就是根据丘浚的十三则增衍而来。

疾病，绵延数日，竟然在五月初七龙驭上宾。于是追究治疗责任，司设监太监张瑜、掌太医院事右通政施钦、院判刘文泰、御医高廷和皆下狱。鞫审的结果载于《武宗实录》，"初，先帝以祷雨斋戒，偶感风寒，命瑜与太医院议方药。瑜私于（刘）文泰、（高）廷和，不请诊视，辄用药以进。继与（施）钦及院判方叔和、医士徐昊等进药，皆与证乖"①，由此导致皇帝死亡。

英国公张懋等强烈要求严惩，上书说："以为庸医杀人律科过失，特为常人设耳。若上误人主，失宗庙生灵之望，是为天下大害，罪在不赦。故合和御药误不依本方，谓之大不敬，列诸十恶，请加瑜等显戮，以泄神人之怒。"于是锻炼成狱，将张瑜、刘文泰、高廷和三人问成死罪，并牵连数人，或革职、或降级。其后刘文泰经李东阳、谢迁等救援，得以"免死遣戍"。

因为得罪词臣，刘文泰获得的贬语甚多。《明史》载其在大臣丘浚、王恕之间挑拨离间；《万历野获编》不仅将孝宗之死归罪于他，又深挖出当年宪宗皇帝因为"投剂乖方"而崩逝的陈年旧事，感叹说："文泰一庸医，致促两朝圣寿，寸

---

① 载于《武宗实录》的这一段病案显然是鞫审所得，是否是实情不得而知；即便如此，是否即是孝宗死亡的真正原因，其实也未可知。许多研究论文根据这些记录，得出孝宗死于庸医的结论，似不够严谨。我意孝宗死于疾病，应无可疑问；所罹疾病严重，非当时医药条件所能挽回，与太医院救治得力与否基本无关；阁臣因为修本草事与太医院存在矛盾，遂借题发挥，闹出这桩"妄进药饵案"。

磔不足偿，竟免于死，若其诬陷王三原（王恕），又不足言矣。"此中是非留待史家去讨论，但连带贬低《本草品汇精要》的学术价值，实在不应该。

通常认为，《本草品汇精要》主持者获罪，是此书未能公开面世的主要原因。这一看法未必确切。如果颁行天下是大行皇帝的遗愿，一般来说，检核全书内容没有悖谬违碍之处，只需要更换总裁官员，照样可以镂版。研究《本草品汇精要》成书经过，孝宗皇帝乃是出于自己阅读需要，希望组织人员对旧本草"删繁补缺，纂辑成书，以便观览"；书成刘文泰等上表，表示"笔札屡勤于尚方，指麾一出宸断"，即皇帝亲自指导编辑工作，并没有谈到有颁布的计划。其实，这种情况在明代并非罕例，彩绘本《食物本草》以及《补遗雷公炮制便览》，皆是内廷"自编自用"的本草书，不出外闻。

如果猜测不错，则内阁与太医院之间的龃龉，排除其他政治纠葛，更可能是理解上的"错位"。皇帝的本意只是让太医院编一本方便自己翻阅的本草书，请翰林院文字上把关；内阁误解为官修本草，于是参比唐宋故事，强烈要求获得领导权；直到后来体会皇帝的意旨，便断然放弃。只是这样一来，《本草品汇精要》是否属于官修本草，就大可疑问了。但可以想象，如果没有这场纷争，阁臣完全可能在书成后建议将其作为官方文件颁布，使之顺理成章地获得官修本草地位。

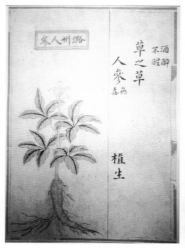

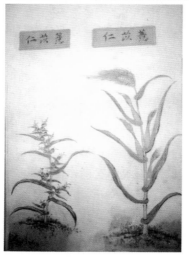

《本草品汇精要》明抄本书影

《本草品汇精要》的流传情况

修成的《本草品汇精要》一直藏在深宫，直到改朝换代以后的康熙三十九年（1700）才被发现，武英殿监造赫世亨、张常住奉旨按照原本摹造一部。康熙皇帝又命太医院吏目王道纯、医士汪兆元查对校正，二人参照《本草纲目》，于次年撰成《本草品汇精要续集》十卷，并附录《脉诀四言举要》二卷，装成十四册进呈。不知何故，校正本与续集皆没有出版，继续在深宫"雪藏"；乾隆时修《四库全书》，竟然也将此书遗忘。

《本草品汇精要》的弘治原本民国年间流出宫外，先归朱启钤，后转让给郭葆昌，1949年以后由郭的公子带到香港，售与日本杏雨书屋。康熙重绘本也在民国时流落市廛，其中一部分（卷首、卷一至十二）归陶湘，著录于《故宫殿本书库现存目》，并附四枚彩色书影，此残本今存国家图书馆；另一部分被日本人买走，其中卷二十至四十二现存杏雨书屋，卷十三至十九下落不明。

康熙四十年王道纯校正及续修本，用乌丝栏抄写，一直留在宫中，今存故宫博物院图书馆。20世纪30年代陶湘用此本晒蓝复制一套，1936年商务印书馆请谢观校勘，铅字排印；这是《本草品汇精要》自弘治十八年（1505）以来，四百余年后第一次正式刊印，惜有文无图，尚非全貌。

意大利国立中央图书馆藏有明抄本，卷帙完整。20世纪30年代图书馆学家袁同礼、王重民先生先后赴欧洲访书，都曾经见过；1950年中医师陈存仁在意大利旅游期间，也专门参观此本，并撰文记事。此本钤有"安乐堂藏书记"，这应该是康熙皇子允祥的藏书，后来散出，1847年以前为南京教区代理主教德贝斯购得，携回意大利，曾藏梵蒂冈教皇图书馆，1877年转入意大利国立中央图书馆。经曹晖教授不懈努力，2002年此本由九州出版社原色完整影印；2004年又由华夏出版社出版校注研究本，距成书已有五百年之久。

《本草品汇精要》有彩绘图例一千三百余幅，因为图画精致，也成为画家的粉本。《池北偶谈》云："寒山赵凡夫子妇文俶，字端容，妙于丹青，自画《本草》一部，《楚辞》九歌、天问等皆有图，曲臻其妙。江上女子周禧得其本草临仿，亦入妙品。"王士禛提到的这两份本草绘本皆存于世，通过比对，即是《本草品汇精要》药物彩图的摹本。

文俶（1595-1634）是文徵明的玄孙女，据钱谦益为其夫赵灵均所作墓志称，端容"摹写内府本草千种，千日而就"。文俶绘本题为"金石昆虫草木状"，今存台北"国家图书馆"，凡二十七卷十二册，彩图一千三百一十六幅；其前有张凤翼、杨廷枢、徐汧题记，及万历四十八年（1620）赵灵均叙。据赵叙云："余内子文俶，自其家待招公累传以评鉴翰墨，精研缣素，世其家学，因为图此。始于丁巳，纭于庚申，阅千又余日，乃得成帙。"赵灵均只是说"此《金石昆虫草木状》，乃即今内府本草图绘秘籍为之"，没有提到底本的来历，诸公题记于此也含混其词。

"江上女子周禧"即周淑禧，与姐姐周淑祜一起，皆从文俶习绘事，所临文俶本草，今存残本，分别藏国家图书馆和中医科学院图书馆，题作"本草图谱"。

关于《本草品汇精要》的图例，还有一点特别值得一提。卷七"薏苡仁"条，原书有图例两幅：一幅描绘的是禾本科植物薏苡 *Coix lacryma-jobi*，此毫无问题；而另一幅显然是同科植物玉米 *Zea mays*。按，玉米原产美洲大陆，1494年哥伦布把玉米带回西班牙，其传入中国的时间一直存在争论，《本草品汇精要》中这幅被误认为薏苡的图例，是中国最早的玉米图案，作于1505年以前[1]。

---

① 《本草品汇精要》中玉米图例的意义，由郑金生老师最早揭出，少为学界注意，故再次标举出来。

纲举目张:《本草纲目》

"纲目"本来是史书之一体，仿自朱熹的《资治通鉴纲目》，论者谓此书"以纲提其要，以目纪其详。纲仿《春秋》，而兼采群史之长；目仿《左氏》，而稽合诸儒之粹。褒贬大义，凛乎烈日秋霜，而繁简相发，又足为史家之矩范"。史学以外的著作未必适合于这一体例，但著述者出于对朱子的仰慕，也在书名中添上"纲目"二字，其著名者如舒天民《六艺纲目》、楼英《医学纲目》、李时珍《本草纲目》。

李时珍与《本草纲目》

李时珍字东璧，号濒湖，湖北蕲春人。时珍幼习举子业，年十四补诸生，三举于乡皆不售，乃闭门读书，举凡子史经传、声韵农圃、医卜星相、佛老稗说、乐府诸家，莫不备究。后虽从父李言闻行医，依然保持儒生本色，其撰著《本草纲目》，不仅在纠正校订旧经古注之舛谬差讹遗漏，凡例专门指出："虽曰医家药品，其考释性理，实吾儒格物之学，可裨《尔雅》《诗疏》之缺。"

《本草纲目》卷首开列有"历代诸家本草"，其末殿以己书，提要说："明楚府奉祠敕封文林郎蓬溪知县蕲州李时珍东璧撰。搜罗百氏，访采四方。始于嘉靖壬子，终于万历戊寅，稿凡三易。分为五十二卷，列为一十六部，部各分类，类凡六十。标名为纲，列事为目。增药三百七十四种，方八千一百六十。"

李时珍的生卒年月没有确切记载，顾景星为其作传，只是说"年七十六，预定死期，为遗表授其子建元"，而未提到具体时间。据李建元进《本草纲目》疏云："臣故父李时珍，原任楚府奉祠，奉敕进封文林郎、四川蓬溪知县。生平笃学，刻意纂修，曾著本草一部，甫及刻成，忽值数尽，撰有遗表，令臣代献。"《明史·李时珍传》云："书成，将上之朝，时珍遽卒。未几，神宗诏修国史，购四方书籍。其子建元以父遗表及是书来献，天子嘉之，命刊行天下，自是士大夫家有其书。"其说即本于此。

明神宗诏修国史在万历二十二年（1594）三月，据《明实录》，万历二十四年（1596）十一月，"湖广蕲州生员李建元奏进《本草纲目》五十八套，章下礼部，书留览"。此与出土的李建元墓志铭说"岁丙申冬，公以单骑抵燕京，奉表

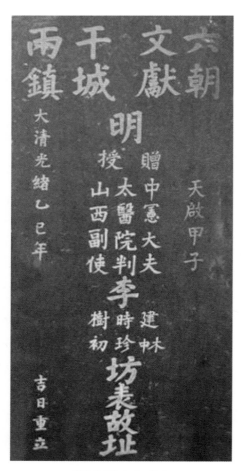

湖北蕲春县李氏四贤碑

上"相吻合。《实录》说进《本草纲目》五十八套，显然是印刷本。按照李建元的说法，李时珍在书"甫及刻成"之际，"忽值数尽"，即卒于此书印刷出版后不久。而《本草纲目》最早的版本金陵本书首只有署"万历岁庚寅春上元日"王世贞的序，庚寅为万历十八年（1590），这可以视为《本草纲目》开雕时间的上限。换言之，李时珍当卒于万历十八年至万历二十四年（1596）之间。

20世纪50年代，张慧剑受上海电影制片厂委托创作电影剧本《李时珍》，数次前往蕲春考察，摄得李时珍夫妇合葬碑，树立时间是"万历癸巳中秋"，即万历二十一年（1593）。学界一般同意此即李时珍的卒年，也是金陵本《本草纲目》初版的时间，由此上溯，确定李时珍生于正德十三年（1518）。万历六年（1578）《本草纲目》成书，李时珍六十一岁，两年后，亲赴太仓弇山园谒王世贞，请其为《本草纲目》赐序。

王世贞对李时珍印象极好，有诗相赠："李叟维稍直塘树，便睹仙真跨龙去。却出青囊肘后书，似求元晏先生序。华阳真逸临欲仙，误注本草迟十年。何如但付贤郎舄，羊角横抟上九天。"[①]但不知为何，这篇序言竟拖延十年，至万历十八年（1590）才缴付。王世贞在序言中回忆初见李时珍的

---

① 这首诗的题目是"蕲州李先生见访之夕即仙师上升时也寻出所校定本草求叙戏赠之"，所谓"仙师"即当时与王世贞关系密切的女道士昙阳子，万历八年（1580）九月初九羽化，王世贞作有《昙阳大师传》。从诗题知，李时珍即在此日到太仓拜访王世贞。

印象——"晬然貌也，癯然身也，津津然谭议也，真北斗以南一人"，对《本草纲目》有高度评价："如入金谷之园，种色夺目；如登龙君之宫，宝藏悉陈。如对冰壶玉鉴，毛发可指数也。博而不繁，详而有要，综核究竟，直窥渊海。兹岂仅以医书觏哉，实性理之精微，格物之通典，帝王之秘箓，臣民之重宝也。"①

王世贞赠诗末句"贤郎"下有注："君有子，为蜀中名令。故云。"这位"为蜀中名令"的贤郎，是李时珍的长子李建中，《蕲州志》有传，其略云："嘉靖四十三年举于乡，六上礼官不第，署河南光山教谕，为诸生授经，束脩转给寒士。升四川蓬溪知县。"李建中在蓬溪任上政绩卓著，按照明代文官父祖封赠制度，外官考满合格父母可以获得对品封赠，《本草纲目》书前李时珍衔"敕封文林郎四川蓬溪县知县"，即由此而来。

"华阳真逸"两句用道书《桓真人升仙记》中陶弘景的典故，说陶弘景修道有"三是四非"，故不得立即升仙，其中第一非即是："注药饵方书，杀禽鱼虫兽救治病苦。虽有救人之心，实负杀禽之罪。"王世贞因此调侃李时珍，何不将后续工作委托给儿子，以便自己轻举飞仙。王世贞或许只是戏言，而《本草纲目》的撰著，确实是"全家总动员"。

---

① 王世贞与李时珍初次见面在万历八年，而序言时间为十年之后的"万历岁庚寅春上元日"，所以研究者推测李时珍在十年之后专程赴南京索序，并联系《本草纲目》付印事宜。

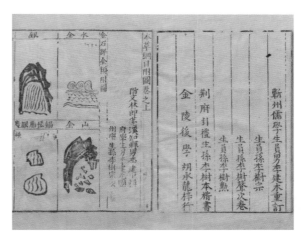

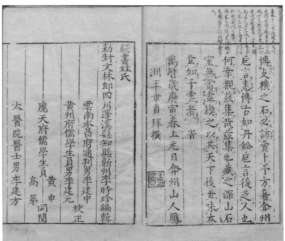

《本草纲目》金陵本书影

金陵本以王世贞序言冠首，然后是"辑书姓氏"，题作："敕封文林郎四川蓬溪县知县蕲州李时珍编辑；云南永昌府通判男李建中、黄州府儒学生员男李建元校正；应天府儒学生员黄申、高第同阅；太医院医士男李建方、蕲州儒学生员男李建木重订；生员孙李树宗、生员孙李树声、生员孙李树勋次卷；荆府引礼生孙李树本楷书；金陵后学胡承龙梓行。"此后即上下两卷图例，分别标题"本草纲目附图卷之上"和"本草纲目附图卷之下"，两卷编辑图绘责任人署名不完全一样，上卷题："阶文林郎蓬溪知县男李建中辑，府学生男李建元图，州学生孙李树宗校。"下卷题："阶文林郎蓬溪知县男李建中辑，州学生男李建木图，州学生孙李树声校。"

《本草纲目》的体例

本书既以"纲目"为名，体例则与前代本草有所不同，在卷一"《神农本经》名例"之下，李时珍说："今则通合古今诸家之药，析为十六部。当分者分，当并者并，当移者移，当增者增。不分三品，惟逐各部。物以类从，目随纲举。每药标一总名，正大纲也；大书气味、主治，正小纲也。分注释名、集解、发明，详其目也；而辨疑、正误、附录附之，备其体也；单方又附于其末，详其用也。大纲之下，明注本草及三品，所以原始也；小纲之下，明注各家之名，所以注实也。分注则各书人名，一则古今之出处不没，一则各家之是非有归，虽旧章似乎剖析，而支脉更觉分明。非敢僭越，实便讨寻尔。"

析言之，其体例可以分为三个层次：区分物类，以部为纲，以类为目；规划品种，基源为纲，附品为目；叙说药物，标名为纲，列事为目[①]。

先说"以部为纲，以类为目"。面对数以千计的药物名目，首要工作是"析族区类，振纲分目"。针对《证类本草》"玉、石、水、土混同，诸虫、鳞、介不别，或虫入木部，或木入草部"；"或一药而分数条，或二物而同一处；或木居草部，或虫入木部；水土共居，虫鱼杂处；淄渑罔辨，玉斌不分"的情况作了较大调整。《本草纲目》共分水、火、土、金石、草、谷、菜、果、木、服器、虫、鳞、介、禽、兽、人十六部，所谓"首以水、火，次之以土。水、火为万物之先，土为万物母也。次之以金石，从土也；次之以草、菜、果、木，从微至巨也；次之以服器，从草木也；次之以虫、鳞、介、禽、兽，终之以人，从贱至贵也"。尽可能把所有药物安排在恰当的部类，如"紫䖆麒麟竭"，旧本草为一条，先后安排在玉石部、木部，李时珍考察后认为："麒麟竭是树脂，紫䖆是虫造。"于是麒麟竭留在木部香木类，将紫䖆改至虫部卵生类。

---

① 有关《本草纲目》研究资料甚多，郑金生、张志斌教授主持"本草纲目研究集成"堪称集大成之作，关于《本草纲目》"纲目"体例的议论，主要参考该丛书系列之《本草纲目导读》(科学出版社，2016年)，特此说明。

十六部是总纲，其下又分六十类，其中草部最细，共分山草类、芳草类、隰草类、毒草类、蔓草类、水草类、石草类、苔类、杂草类，部与类之间构成纲目关系。可贵的是，李时珍对物类关联性已经有所感知，如在"壶卢"条释名项提到"凡蓏属皆得称瓜"，这个"蓏属"，几乎都是葫芦科的物种。在草部芳草类，当归、芎䓖、蘼芜、蛇床、藁本数条相连续，均是伞形科植物。

再说"基源为纲，附品为目"。同一动植物的不同药用部位，旧本草有时候被分为不同条目，混乱不堪。《本草纲目》在凡例中规定："唐、宋增入药品，或一物再出、三出，或二物、三物混注。今俱考正，分别归并，但标其纲，而附列其目。如标龙为纲，而齿、角、骨、脑、胎、涎，皆列为目；标粱为纲，而赤、黄粱米，皆列为目之类。"此即以药物基源为纲，药用部位为目，按照"目随纲举"的原则，药用部位只能以附品的形式，附属于主药之下。例如"牛"条，其下附列黄牛肉、水牛肉、牛头蹄、牛鼻、牛皮、牛乳、牛血等三十八个可以入药的部件作为子目。这样处理，条目清楚，检索容易。

具体药物条文则"标名为纲，列事为目"。《证类本草》及其以前的主流本草，各药条下的内容乃层叠累加，重点不突出，读者面对诸如"本草经云"、"陶隐居注"、"唐本注"、"今注"、"图经曰"、"日华子曰"之类的提示词，倍感茫然。《本草纲目》以药名为纲，统率释名、集解、正误、修治、气味、主治、发明、附方八个子目。凡例阐释说:"诸品首以释名,正名也。次以集解,解其出产、形状、采取也。次以辨疑、正误,辨其可疑,正其谬误也。次以修治,谨炮炙也。次以气味,明性也。次以主治,录功也。次以发明,疏义也。次以附方,著用也。或欲去方,是有体无用矣。"

"释名"在于解决与药名有关的问题。首先确立正名,附列古名、异名、俗名,尽可能地解释这些名称的来历。如药物"黄芪",明代已经俗写作此。李时珍仍据《证类本草》以"黄耆"为正名,将"黄芪"列为别名,在释名项还特别指出,写作"蓍"是错误的。李时珍说:"耆,长也。黄耆色黄,为补药之长,故名。今俗通作黄芪。或作蓍者非矣,蓍乃蓍龟之蓍,音尸。"①

"集解"涉及药物名实、产地、采收等问题。集解项下不仅集中前代本草的意见,并搜罗子史百家关于物类的文字,无论与医药是否相关,皆汇总在条目之下,由此获得"中国古代百科全书"的称誉。如李时珍在"金鱼"条集解项说:"金鱼有鲤、鲫、鳅、鳖数种,鳅、鳖尤难得,独金鲫耐久,前古罕知。惟《北户录》云:出邛婆塞江,脑中有金。盖亦讹传。《述异记》载:晋桓冲游庐山,见湖中有赤鳞鱼。

---

① 按,《五十二病方》亦写作"黄耆"。此外,《别录》记黄耆别名"蜀脂",与"耆"上古音都在脂韵,如此看来,写作"黄耆"亦未必为非。李时珍首次将名物训释正式引入本草学术,意义十分重大,并有若干开创性的发现,但局限于当时的知识水平,疏谬之处甚多。钱超尘教授在《李时珍研究集成》中有一篇"本草名物训诂发展简史",专门讨论此事。

即此也。自宋始有畜者，今则处处人家养玩矣。"达尔文在《动物和植物在家养下的变异》中辗转引录这条材料，作为金鱼驯养的证据。

集解项并不是简单的文献堆砌，许多药物条下都有作者自己的见解。如白花蛇以蕲州产者为著名，称"蕲蛇"，蕲州是李时珍的家乡，集解项对此描述甚详："花蛇，湖、蜀皆有，今惟以蕲蛇擅名。然蕲地亦不多得，市肆所货、官司所取者，皆自江南兴国州诸山中来。其蛇龙头虎口，黑质白花，胁有二十四个方胜文，腹有念珠斑，口有四长牙，尾上有一佛指甲，长一二分，肠形如连珠。多在石南藤上食其花叶，人以此寻获。先撒沙土一把，则蟠而不动。以叉取之，用绳悬起，剚刀破腹去肠物，则反尾洗涂其腹，盖护创尔。乃以竹支定，屈曲盘起，扎缚炕干。出蕲地者，虽干枯而眼光不陷，他处者则否矣。故罗愿《尔雅翼》云：蛇死目皆闭，惟蕲州花蛇目开。如生舒、蕲两界者，则一开一闭。故人以此验之。又按元稹《长庆集》云：巴蛇凡百类，惟骞鼻白花蛇，人常不见之。毒人则毛发竖立，饮于溪涧则泥沙尽沸。鹳鸟能食其小者。巴人亦用禁术制之，熏以雄黄烟则脑裂也。此说与苏颂所说黔蛇相合。然今蕲蛇亦不甚毒，则黔、蜀之蛇虽同有白花，而类性不同，故入药独取蕲产者也。"此即蝰蛇科的尖吻蝮 Agkistrodon acutus。此蛇头大呈三角形，与颈部可明显区分，有长管牙，即李时珍所说"龙头虎口"；吻端由鼻间鳞与吻鳞尖出形成一上翘的突起，即"骞鼻""反鼻"；体背有灰白色大方形斑块二十余个，即"方胜文"；尾末端鳞片角质化程度较高，形成一尖出硬物，称"佛指甲"。

"正误"乃是针对前代争论极大，对学术影响较深的问题设立的条目。如凝水石载《本草经》，陶弘景描述"此石末置水中，夏月能为冰"，后世本草家觉得不可思议，于是异说纷呈。李时珍在分析前人论述之后，确认陶弘景说的"盐精"才是正品，而"唐宋诸医不识此石，而以石膏、方解石为注，误矣"。这种凝水石为含结晶水的硝酸盐矿石，在溶解时能够吸热，可以使水温下降，甚至局部结冰。确实如正误项所感叹的，"凝水之误，非时珍深察，恐终于绝响矣"。

修治、气味、主治、发明、附方五项主要是医药学内容，"发明"乃是其中的精华。"灯花"条发明项提到自己的一个医案："我明宗室富顺王一孙，嗜灯花，但闻其气，即哭索不已。时珍诊之曰：此癖也。以杀虫治癖之药丸服，一料而愈。"这是寄生虫疾病导致异食癖，因为诊断明确，所以投以杀虫药，很快取得疗效。

《本草纲目》的版本情况

《本草纲目》的版本大致可分为"一祖三系"：即约在万历二十一年（1593）由金陵书商胡成龙刷印发行的原刻祖本，称为"金陵本"；万历三十一年（1603）夏良心、张鼎思江

本草綱目草部第二十一卷

草之十　苔類二十六種

陟釐〔別錄中品〕

釋名　側梨〔恭〕水苔〔開寶〕石髮〔同〕石衣〔雅〕水衣〔說〕水綿

集解〔別錄曰陟釐生江南池澤弘景曰此即石髮也江東食之藏器曰石髮生海中石上如藕絲青綠色弘景所說乃水苔爾一名石衣一名水衣纖細如髮綠色長者尺餘本草以為陟釐者非矣二生水中石上本草綱目〕

109

〔也色類苔而粗為異水苔性冷潔水中石臺性溫異也今人汴京市之苔脯利人亦可作脯食俗人不識多以混青苔賣之凡苔之類有石髮海苔井苔陟釐乾苔之類皆可食甚有益於人藏器曰石髮有二一生海中一生井中海中者即乾苔也其苔長在海水中石上其葉類竹而短闊色青葉水中青軟乾則紫亂如亂髮粗澀者為乾苔細者為紫菜也青苔則井中生者葉如竹葉而短小色青而長數寸在水石上〕

氣味甘大溫無毒

110

主治心腹大寒溫中消穀強胃氣止洩痢〔別錄〕搗汁

服治天行病心悶〔恭〕作脯食止渴疾禁食鹽〔奧搗〕

塗丹毒赤遊〔珍〕

乾苔〔食療〕

集解〔藏器曰乾苔海族之流也附珍曰此海苔也彼人乾之為脯海藏器曰乾苔味鹹故奧陟釐不可長食大明日溫弘景曰此海苔也〕

氣味鹹寒無毒

主治癭瘤結氣〔別錄〕治痔殺蟲及霍
亂血色痔瘡日有苔脯食多令人痿黃少嗽人不可食

111

《本草纲目》钱蔚起刻本书影

西南昌重刻本，及以此为底本的若干覆刻本，习称"江西本系统"；崇祯十三年（1640）钱蔚起杭州六有堂重刻本，及以此为底本的若干覆刻本，习称"钱本系统"或"武林钱衙本"；光绪十一年（1885）张绍棠南京味古斋重刻本，及以此为底本的若干覆刻本、石印本，习称"张本系统"。

　　不同版本之间除了文字差异，冠于书首的千余幅图例也有不同。金陵本两卷共一千一百零九幅图例，由李时珍的儿子李建元、李建木绘制；江西本图样除极少数进行了修饰加工外，基本忠实于金陵本；钱本图例改为三卷，将金陵本所缺的藤黄图补完，共有一千一百一十幅图例，由陆喆绘图、项南洲镂版；张本图例三卷，参考钱本重绘，部分植物图例参考《植物名实图考》绘制，共有一千一百二十二幅，由许燮年绘图。

普及读本:《本草备要》

病人到医院瞧病拿药,回到家里总是忍不住动用百度检索一番,有时候还用网搜所得的零星知识与主治医生商榷讨论,闹出些不愉快来。不信任医生的心思古今一理,传说御医给慈禧太后处方,太后也喜欢对照本草查验药性,弄得医生们小心翼翼,生怕触了霉头,多数时候都开一些"太平药"应付。太后翻检的当然不是《证类本草》《本草纲目》之类的大部头,或者《药性赋》《汤头歌诀》等小册子,多半是如《本草备要》《本草从新》这样的普及读物。

写给普通人看的本草书

本草著作汗牛充栋,著作体例千差万别,艰深浅白各有不同,但几乎都以医药从业人员为读者对象,如《本草备要》

这样"写给普通人看的本草书",可算是凤毛麟角①。

汪昂字讱庵,晚号浒湾老人,安徽休宁人。早年操举子业,"以古今文辞知名乡里",无奈科场不利,于是在苏杭等地开设书坊,经营图书。甲申(1644)明朝覆亡,汪昂更加无心仕进,觉得医药"或可有功前贤,嘉惠来世",于是以纂集医书为己任,所撰《素问灵枢类纂约注》《医方集解》《汤头歌诀》《本草备要》被称作"汪氏四书",皆多次重印翻刻,足见其流行畅销的程度。

据《宝庆本草折衷》记载,南宋还有一本同名的《本草备要》,为宝庆年间婺州太守王梦龙根据张松《本草节要》改编而成。此书不传,据陈衍说,"虽欲备张松之阙,然亦不甚切也",可见水平不高。汪昂应该不了解这些情况,他为己书取"备要"二字另有寓意。

汪昂推崇李时珍的《本草纲目》,认为"古今著本草者,无虑数百家,其中精且详者,莫如李氏《纲目》,考究渊博,指示周明,所以嘉惠斯人之心,良云切至"。所遗憾者只是"卷帙浩繁,卒难究殚,舟车之上,携取为难,备则备矣,而未能要也";至于一般的药性歌赋,"聊以便初学之

---

① 《历代中药文献精华》一书以清代为本草的"普及整理期",本草著作概括为六类:明代本草的后续性著作;对《本草经》等古本草的研究;《本草经》等古本草的辑佚;《歌括便读》等普及性本草;各专题本草;西洋药学文献的传入及其影响。其中"普及性本草"指的是医馆、药铺课徒用的发蒙读本,以及供文化水平不高的医药人员参考的掌中书、速查手册之类。该书将《本草备要》归于《本草纲目》的节纂改变,属"明代本草的后续性著作"。

诵习，要则要矣，而未能备也"。于是以《本草纲目》为根本，斟酌采入《本草蒙筌》《本草经疏》之长，精选常用药物四百种，撰成此书。自认为"以云备则已备矣，以云要则又要矣。通敏之士，由此而究图焉，医学之精微，可以思过半矣"。乃"题曰'本草备要'，用以就正于宗工焉"。

《本草备要》的内容

《本草备要》初刊于康熙二十二年（1683），即由汪昂自己的书坊还读斋发行。因为刷印次数太多，十余年后"原刻字已漫灭"，于是乘着重梓的机会，"更增备而可用者约六十品"，书名改为《增订本草备要》。增订本前有汪昂自叙，称"康熙甲戌岁阳月休宁八十老人讱庵汪昂书于延禧堂"，由此上推八十年，故确定其生于万历四十三年（1615），至康熙三十三年（1694）尚健在。乾隆时增订本经《医宗金鉴》的总修官太医吴谦审定，添药图一卷，因图文并茂，流传甚广；民国初年，商务印书馆又用铅字排印医药学家谢观评校本，称《全图本草备要》，更是风靡一时。据《中国中医古籍总目》统计，《本草备要》现存刻本、石印本、铅印本二百种以上，若加上各类抄本，晚近标点整理本、影印本，其版本之巨，流行之广，影响之大，在本草书中恐无出其右者①。

---

① 参考程新《〈本草备要〉学术价值与版本探析》，《大学图书情报学刊》，2015 年第 5 期。

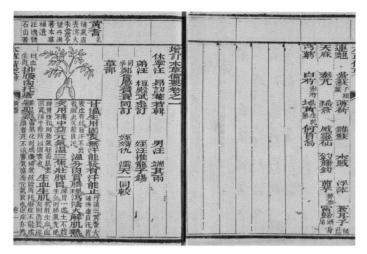

《增订本草备要》书影

　　《本草备要》的编辑缘起见于凡例，其中专门提到："是书之作，不专为医林而设。盖以疾疢人所时有，脱或处僻小之区，遇庸劣之手，脉候欠审，用药乖方，而无简便方书与之较证，鲜有不受其误者。是以特著此编，兼辑《医方集解》一书相辅而行。篇章虽约，词旨详明，携带不难，简阅甚便。倘能人置一本，附之箧笥，以备缓急，亦卫生之一助。"

　　为便于普通读者接受了解，此书的篇章结构与药物各论皆与一般本草有所不同，"主治之理，务令详明，取用之宜，期于确切"，总以简明易晓为原则。

　　书首为"药性总义"，略同于总论，内容远较他书为简。如言"凡药色青、味酸、气臊、性属木者，皆入足厥阴肝、

増補本草備要敘

言之可貴而足以垂後
者必性命之文也其次
則經濟之文也余於聖

康熙甲戌歲陽月休寧
八十老人訒菴汪昂書
于延禧堂

《增补本草备要》书影

足少阳胆经"，小字注释："肝与胆相表里，胆为甲木，肝为乙木。"寥寥数语便把五行、五味、五脏、归经串联在一起。又将金元以来流行的法象理论概括为"形性气质"四类，有论云："药之为物，各有形、性、气、质。其入诸经，有因形相类者，如连翘似心而入心，荔枝核似睾丸而入肾之类；有因性相从者，如属木者入肝，属水者入肾，润者走血分，燥者入气分，本天者亲上，本地者亲下之类；有因气相求者，如气香入脾，气焦入心之类；有因质相同者，如药之头入头，干入身，枝入肢，皮行皮，又如红花、苏木，汁似血而入血之类。自然之理，可以意得也。"此外也兼及药名、配伍、炮制、道地、真伪的一般知识，但都如蜻蜓点水，泛泛而论。

所选四百余种药物，皆是临床最常用之品，按照自然属性分为草、木、果、谷菜、金石水土、禽兽、鳞介鱼虫、人，共八个部类。

药物以功效为核心，由此衍生主治与禁忌。前代本草功效与主治夹杂，读者不易把握，《本草纲目》虽单列主治项，对诸家论述加以剪裁，仍不够醒目。《本草备要》将功效提炼为简短的词语，置于页眉，一目了然。如黄芪"补气、固表、泻火"，人参"大补元气，泻火"，栝楼仁"泻火润肺、滑肠止血、治热痰"，附子"大燥回阳、补肾命火、逐风寒湿"等，许多表述沿用至今。

正文也围绕功效展开。如"苍术"条，页眉功效写着"补脾燥湿，宣，升阳散郁"九字，正文亦要言不烦："甘温辛烈。燥胃强脾，发汗除湿，能升发胃中阳气。止吐泻，逐痰水；消肿满，辟恶气；散风寒湿，为治痿要药。又能总解痰、火、气、血、湿、食六郁，及脾湿下流，肠风带浊。燥结多汗者忌用。"每句之后，多引据经典，以双行小字的形式，对正文内容加以解释说明，并附记简要方剂。如在"散风寒湿，为治痿要药"之后，注释说："阳明虚则宗筋纵弛，带脉不引，故痿躄。苍术阳明经药。经曰：治痿独取阳明。合黄柏为二妙散，加牛膝名三妙散。"

注重读者阅读体验

作为出版家，汪昂很关注读者的阅读体验，有感于本草书"读之率欲睡欲卧"，于是在注释中穿插谚语、拈来掌故，行文生动活泼。如"苍术"条在"消肿满，辟恶气"之后，注释说："辟一切岚瘴、邪恶、鬼气。暑湿月，焚之佳。"然后引《夷坚志》曰："有士人游西湖，遇一女子，明艳动人，重币求之不得。又五年重寻旧游，怅然空返。忽遇女子，士欣然并行，过旅馆，留半岁，将议偕逝。女曰：向自君去，忆念之苦，感疾而亡，今非人也。但君浸阴气深，当暴泻，宜服平胃散，以补安精血。士惊悚曰：药味皆平，何得取效？女曰：中有苍术除邪气，乃为上品也。"《本草纲目》"苍术"条也引了这一故事，仅寥寥数语："《夷坚志》载江西一士人，为女妖所染。其鬼将别曰：君为阴气所浸，必当暴泄，但多服平胃散为良。中有苍术能去邪也。"汪昂则根据《夷坚志》原文重新改写,旨在凸显苍术"除邪气"的功效。

如凡例所说,注释部分"或时附入鄙见,必加'昂按'二字,以听时贤之论定"。"苍术"条"燥结多汗者忌用"句,注释先引《抱朴子内篇》中的故事:"南阳文氏值乱,逃往壶山,腹饥,因有人教以饵术,遂不饥。数十年后归家,颜色更少,气力转健。术一名山精,一名山蓟。《导仙录》曰:子欲长生,当服山精,子欲轻翔,当服山姜。"然后加按语说:"苍术善发汗,安能长远服食。文氏仙录之说,要亦方书夸张之言也。"这是比较有见地的意见了。

书中类似的按语还有许多,略举数条。红曲乃红曲霉属的真菌接种于粳米上,经发酵制备而成,最早载于《饮膳正要》,李时珍用法象理论阐释说:"人之水谷入于胃,受中焦湿热熏蒸,游溢精气,日化为红,散布脏腑经络,是为营血,此造化自然之微妙也。造红曲者,以白米饭受湿热郁蒸变而为红,即成真色,久亦不渝,此乃人窥造化之巧者也。故红曲有治脾胃营血之功,得同气相求之理。"汪昂在"昂按"下委婉地表述不同意见:"红曲温燥,能腐生物使熟,故鱼肉鲊用之,不特取其色也。"

在介绍《食疗本草》时,我们曾谈到蜂蜜反葱的历史渊源。《本草备要》"蜂蜜"条循例仍有"忌葱、鲜莴苣同食"的警示语,但按语说:"生葱同蜜食杀人,而莴苣蜜渍点茶者颇多,未见作害,岂腌过则无患乎,抑药忌亦有不尽然者乎。"

现代药理学有"效能"和"效价强度"的概念，前者指药物所能达到的最大效应，后者指作用性质相同的药物之间达到相同效应强度时的剂量比。汪昂在讨论药物"菱蕤"时说："菱蕤温润甘平，中和之品。若蜜制作丸，服之数斤，自有殊功。与服何首乌、地黄者，同一理也。若仅加数分于煎剂，以为可代参、耆，则失之远矣。大抵此药性缓，久服方能见功。而所主者多风湿、虚劳之缓症，故癯仙以之服食，南阳用治风温，《千金》《外台》亦间用之，未尝恃之为重剂也。若急虚之症，必须参、耆，方能复脉回阳，斯时即用菱蕤斤许，亦不能敌参、耆数分也。时医因李时珍有可代参、耆之语，凡遇虚症，辄加用之，曾何益于病者之分毫哉。"简而言之，是说菱蕤效能较低，即使增加到极大剂量，也无法与人参、黄耆等效。

汪昂嗜围棋，所以专门将本书与明末国手过伯龄的名作《四子谱》相比。凡例说："是书之作，因阅过伯龄《围棋四子谱》而师其意。盖围棋之谱，自唐宋至今，千有余载，然必如伯龄之谱，有议论，有变换，而后围棋之妙显。本草自《本经》而下，不啻数百千家，然率言其气味主治，而无义味可寻，必须为之字笺句释，明体辨用，而后药性之功全。"过伯龄所撰《四子谱》"变化明代旧谱之着法，详加推阐，以尽其意，一时称为杰作"（《清代轶闻》）。《本草备要》虽称佳构，但汪昂毕竟是出版家而非医学家，缺乏临床经验成为此书的短板。乾隆年间海盐吴仪洛即以此为由头，撰成《本

《本草从新》书影

草备要》的"升级版"——《本草从新》。

吴仪洛表扬《本草备要》"卷帙不繁，而采辑甚广，宜
其为近今脍炙之书"，然后直指其短："独惜其本非岐黄家，
不临证而专信前人，杂采诸说，无所折衷，未免有承误之
失。"于是"不揣固陋，取其书重订之。因仍者半，增改者
半，旁掇旧文，参以涉历，以扩未尽之旨。书成，名曰《本
草从新》。付之剞劂，庶几切于时用，而堪羽翼古人"。《本
草从新》沿用《本草备要》的体例，载药较《备要》多二百
余种，今天甚嚣尘上的冬虫夏草、西洋参皆首载此书。"西洋
人参"条说："苦寒微甘，味浓气薄。补肺降火，生津液，除
烦倦。虚而有火者相宜。出大西洋佛兰西。""冬虫夏草"条

说:"甘平。保肺益肾,止血,化痰已劳嗽。四川嘉定府所产者最佳,云南贵州所出者次之。冬在土中,身活如老蚕,有毛能动,至夏则毛出土上,连身俱化为草。若不取。至冬则复化为虫。"后世中医以人参温燥西洋参凉润,虫草补肺益肾,皆滥觞于此。

作为普及型本草书,需要满足一般人士对医药知识的渴望,同时又要避免过于艰深的专业表述,写作上需要一些特殊技巧。《本草备要》的流行程度远在《本草从新》之上,并不主要依靠内容优势,而是汪昂的文字功夫超过吴仪洛,更能获得读者的青睐。

汪昂尤其喜欢使用一些煽动性语言来调动读者的情绪,比如常用"要药"、"圣药"、"仙药"、"妙品"、"奇效"、"殊功"、"冲墙倒壁之功"等词汇来渲染功效,给读者留下百病皆有灵丹妙药,无病不可救疗的强烈印象①。夸张描写带来的弊端,在古典小说中即有曲折映射。

《红楼梦》第五十一回"薛小妹新编怀古诗　胡庸医乱用虎狼药",晴雯偶感风寒,胡太医拟方,"上面有紫苏、桔梗、防风、荆芥等药,后面又有枳实、麻黄",贾宝玉审查以后说:"这枳实、麻黄如何禁得。"于是另请王太医,"先诊了脉,后说病症,也与前相仿。只是方子上果没有枳实、麻黄等药,倒有当归、陈皮、白芍等药。那分两较先也减了

---

① 这类词汇在传统医药书中颇为不少,并非汪昂发明,但如《本草备要》这样高频度的使用,仍为罕见。

些"。宝玉喜道："这才是女孩儿们的药。虽疏散，也不可太过。旧年我病了，却是伤寒，内里饮食停滞，他瞧了，还说我禁不起麻黄、石膏、枳实等狼虎药。"医方本草其实没有"虎狼药"之说，检《本草备要》，麻黄"过剂则汗多亡阳，夏月禁用"；枳实"气弱者大非所宜"；石膏"能寒胃，胃弱血虚及病邪未入阳明者禁用"。贾宝玉以麻黄、石膏、枳实为"虎狼药"的印象，或许就是这样稀里糊涂得出的。

　　老百姓对医药的一知半解，在《儒林外史》中也有刻画。第二十四回"牛浦郎牵连多讼事　鲍文卿整理旧生涯"，说安东县正堂审理"为毒杀兄命事"，有胡赖告医生陈安毒杀自己的亲哥哥。胡赖道："小的哥子害病，请了医生陈安来看。他用了一剂药，小的哥子次日就发了跑躁，跳在水里淹死了。这分明是他毒死的。"……向知县叫上陈安来问道："你替胡赖的哥子治病，用的是甚么汤头？"陈安道："他本来是个寒症，小的用的是荆防发散药，药内放了八分细辛。当时他家就有个亲戚——是个团脸矮子——在傍多嘴，说是细辛用到三分，就要吃死了人。本草上哪有这句话？落后他哥过了三四日才跳在水里死了，与小的甚么相干？青天老爷在上，就是把四百味药药性都查遍了，也没见那味药是吃了该跳河的，这是那里说起？医生行着道，怎当得他这样诬陷！求老爷做主！"好在向县令清明，对"医闹"没有姑息纵容，将胡赖等一干人赶了出去，就此结案。不过话又说回来，这"团脸矮子"的话也不为无因，《本草备要》谓细辛"然味厚性烈，不可过用"，小字注释说："不可过一钱，多则气不通，闷绝而死。虽死无伤可验，开平狱尝治此，不可不知。"吴敬梓或许就是受此启示，在小说中编排出这样的情节。文学之源于生活而高于生活，此之谓也。

摭拾遗逸:《本草纲目拾遗》

本草续书不多,两部重要的续书都以"拾遗"为名,大约是取《史记》"拾遗补艺,成一家之言"的意思。

《本草拾遗》是《新修本草》的续书,《南部新书·辛集》提到:"开元二十七年(739)明州人陈藏器撰《本草拾遗》。"《嘉祐本草》补注所引书传说:"唐开元中京兆府三原县尉陈藏器撰。以《神农本经》虽有陶、苏补集之说,然遗逸尚多,故别为序例一卷,拾遗六卷,解纷三卷,总曰《本草拾遗》,共十卷。"

《本草纲目》十分推崇此书,李时珍说:"藏器,四明人。其所著述,博极群书,精核物类,订绳谬误,搜罗幽隐,自本草以来,一人而已。肤谫之士,不察其该详,惟诮其僻怪,宋人亦多删削。岂知天地品物无穷,古今隐显亦异,用舍有时,名称或变,岂可以一隅之见,而遽讥多闻哉。如避虺雷、海马、胡豆之类，皆隐于昔而用于今；仰天皮、灯花、败扇之类，皆万家所用者。若非此书收载，何从稽考。此本草之书，所以不厌详悉也。"正因为此，清代赵学敏续补《本草纲目》，也以"拾遗"作为书名。

赵学敏其人

赵学敏（1719–1805）字恕轩，浙江钱塘（今杭州）人。赵的父亲艰于子嗣，曾经在镇江值遇异人，告其命中无后，若"行利济事，可得子"。后来在下砂（今属上海）管理盐务，海啸灾难，赵父积极组织善后；疾疫流行，又捐俸延医救治；筑堤修塘，造福一方。或许是阴功累积，终于在尤溪（今属福建）任上生育了赵学敏、赵学楷兄弟。按照赵父的心愿，两个儿子一个业儒，一个业医。赵学楷"幼年读经书外，兼课以《灵》《素》《脉经》及《伤寒论》诸书，暇时复命默画铜人图以嬉戏"，家中专门开辟药圃，两兄弟"春秋辄寝食其中"。学楷"锐意岐黄，用承先志，虽未敢自信出以应世，然亲串间有请诊者，服其药无不应手愈"。

按照父亲的愿望，赵学敏应该操举子业，但他对医药的兴趣可能更在弟弟之上。自述"幼嗜岐黄家言，读书自《灵枢》《难经》而下，旁及道藏石室；考穴自铜人内景图而下，更及《太素》《奇经》；伤寒则仲景之外，遍及《金稗》《木索》；本草则《纲目》之外，远及《海录》《丹房》。"尤喜著书，

火戲略

　　　　　錢唐趙學敏恕軒著

提硝論

硝產鹵地河北慶陽諸縣及蜀中尤多秋冬開徧地
生白堆取煎煉而成崔昉外丹本草謂之陰石狐剛
子伏汞圖名爲北帝元珠蓋太陰之精遇火卽升乃
陰極陽生秉離爲性能消柔五金斃七十二石爲水
故名硝硝消也入服藥須製過入煙火亦然蓋硝乃
鹹海鹵之氣所產遇陰則溼火藥以燥爲利不製乃

火戲略

世楷堂

《火戏略》书影

辑成医书十二种，计《医林集腋》十六卷、《养素园传信方》六卷、《祝由录验》四卷、《囊露集》四卷、《本草话》三十二卷、《串雅》八卷、《花药小名录》四卷、《升降秘要》两卷、《摄生闲览》四卷、《药性元解》四卷、《奇药备考》六卷、《本草纲目拾遗》十卷，共一百卷，借用父亲留下的堂号，题为"利济十二种"①。

　　赵学敏著作甚多，但包括利济十二种在内，生前都没有刊行。以赵的家庭条件，应该不是窘于资材，或许存在两方面的原因。一者出于文人雅士之潇洒散淡，对游戏之作漫不经心。利济十二种序提到，"凡星历医卜方技诸学，间亦涉猎之，意有所得，即欣欣忘倦。钞撮成帙纳之簏，久而所积溢簏外，束庋阁上，累累几千卷"。对于这些"皇皇巨著"，赵学敏完全没有藏诸名山的打算，一任虫蚀鼠咬，如《凤仙谱》序言说："予向有《灌园杂志》诸辑，年来衣食奔走，藏稿簏中，未遑缮录成帙，距今几二十年。客岁归自里门，检阅旧作，半为鼠蠹耗尽，所存者仅《蔬药志》《丝桃杂编》《七七秘传》数种，此外若《秋花》《盆玩》诸志，已无剩叶。"目前传世的《凤仙谱》《火戏略》，皆是赵学敏晚年整理残篇，幸存下来的稿本。

　　而对医药著作，赵学敏又过于谨慎，不肯轻易付剞劂；

　　①　赵学敏生平资料甚少，以上内容主要参考赵学敏自撰之"利济十二种总序"、"串雅内编序"。亦参黄玉燕《赵学敏生平及年表》，《中国中医基础医学》，2013年第9期。李健、张卫、梁飞等《赵学敏亲族考》，《中药与临床》，2015年第2期。

编成的书稿,亦经常"检阅其无用者焚之",乃至利济十二种之《祝由录验》与《串雅》都曾打算付之一炬,只是被小辈抢夺,才勉强保留下来。《本草纲目拾遗》是作者最重视的著作,据自序,作于"乾隆乙酉八月",即乾隆三十年(1765);"庚子春,复加校订",这是乾隆四十五年(1780)。此后仍有增改删订,书中皆有线索可寻。如"雄鸡卵"条说:"嘉定湖南村民钱嵩家,雄鸡生卵,与雌无异,乾隆壬寅(1782)夏间事。""甘薯"条说:"乾隆五十一年(1786)冬,今上特允阁学侍郎张若淳之请,敕直省广劝栽植甘薯,以为救荒之备。""雄鸡卵"条:"乾隆庚戌(1790),临安慈圣寺有放生雄鸡,忽生卵,日产其一,如是旬余。""狮子油"条:"嘉庆元年(1796)三月,予友邵某得狮油少许,因病欲服之,未果,为一乡人转乞去,市于人,获重价。""翠羽草"条说:"嘉庆癸亥(1803),予寓西溪吴氏家,次子年十五,忽腹背患起红瘰,蔓延及腰如带,或云蛇缠疮,或云丹毒,乃风火所结,血凝滞而成。""辣茄"条说:"癸亥(1803),予在临安,有小仆于暑月食冷水卧阴地,至秋疟发,百药罔效,延至初冬,偶食辣酱,颇适口,每食需此,又用以煎粥食,未几,疟自愈。"

书中提到最晚时间为嘉庆八年(1803),那时赵学敏八十五岁,两年后就去世了;由此可见,此书一直都在修订完善中。咸丰年间杭城张应昌访得《本草纲目拾遗》稿本,"乃先生手辑未缮清本者,初稿纸短,续补之条,皆粘于上方，粘条殆满，而未注所排序次，故传钞错乱"。张应昌"乃按其体例，以稿本校正排比传钞本之误，然后各条朗若列眉，还其旧观"。整理本终于在同治十年（1871）镂版①，得以流传。

《本草纲目拾遗》的内容

《本草纲目拾遗》全书十卷，此书"专为拾李氏之遗而作，凡《纲目》已登者，或治疗有未备，根实有未详，仍为补之"。全书载药九百二十一种，其中七百一十六种为正品，二百零五种为附品，皆为李时珍未言，或言之不详、言之有误的药物。

书前有"正误"一卷，共三十六条，类似《本草拾遗》之"解纷"，以澄清《本草纲目》的讹误或疏漏为主。有意思的是，陈藏器指责苏敬的错谬，严厉而直率，毫无掩饰；而赵学敏对李时珍的批评则含蓄委婉得多。此看似细枝末节，背后隐含着盛唐与明清两个时代学术风气的升降。

先看陈藏器对《新修本草》的批评。《本草经》"石蜜"条，据陶弘景注："石蜜即崖蜜也，高山岩石间作之，色青赤，味小酽。食之心烦，其蜂黑色似虻。"《新修本草》不以为然，苏敬说："今自有以水牛乳煎沙糖作者，亦名石蜜。此

---

① 张应昌跋撰于"同治甲子（1864）秋日"，但当时似未付梓，至同治十年（1871）才由钱塘张氏吉心堂镂版。

本草綱目拾遺　正誤

正誤

瀕湖作綱目於各條下有本經者先引本經次列他書而土部石鹼一條列作補遺不知神農本經固嶮有專條而不列入據本經逢原云鹵鹼即石鹼也

張石頑云樸硝硝石本經所言後人互錯五藏積熱等症乃熱邪固積非硝石所能滌除而化七十二種石又凝樸硝所能勝此二條向來互簡瀕湖不察亦仍其誤且於硝石發明下引土宿本草硝石能化七十二石以別錄此文列於樸硝下爲誤何

本草綱目拾遺　總序　全目

志也夫庚寅春仲上澣六日恕軒趙學敏序

利濟十二種全目

醫林集腋十六卷

養素園傳信方六卷

祝由錄驗四卷

囊露集四卷

本草話三十二卷

花藥小名錄四卷

串雅八卷

升降秘要二卷

藥性元解四卷

攝生閟覽四卷

奇藥備考六卷

通計一百卷

本草綱目拾遺十卷

《本草纲目拾遗》书影

既蜂作，宜去石字。"苏敬的意思说，此条既然是蜂蜜，就不应该称作"石蜜"，石蜜乃是蔗糖煎炼而成者。《本草拾遗》解纷云："按，寻常蜜亦有木中作者，亦有土中作者。北方地燥，多在土中；南方地湿，多在木中。各随土地所有而生，其蜜一也。崖蜜别是一蜂，如陶所说出南方岩岭间，生悬崖上，蜂大如虻，房著岩窟，以长竿刺令蜜出，承取之，多者至三四石，味酽色绿，入药用胜于凡蜜。苏敬是荆襄间人，地无崖险，不知之者，应未博闻。今云石蜜，正是岩蜜也，宜改为岩字。甘蔗石蜜，别出本经。"陈藏器不认可《新修》的意见，认为"石（岩）蜜"另是一种蜂酿造，并嘲笑苏敬少见多怪。今按，陈藏器所说为正确。通常食用的蜂蜜主要来自驯养的东方蜜蜂Apis cerana，而石蜜则来自黑大蜜蜂Apis *laboriosa*，该种正如陈藏器所说，个体较大，黑色，巢穴建筑在山岩间。至于甘蔗制成的蔗糖也称"石蜜"，乃同名异物，陈藏器因此建议将《本草经》的石蜜改称"岩蜜"。

而《本草纲目拾遗》三十余条正误，许多都是无关宏旨的枝节问题，只是象征性地提出批评意见。如说："《纲目》石龙刍下附败席，灯心草下附灯烬。一有主治，一无主治，岂以败席难列服器一门，而烬可入火部乎，未免体不一例矣。"又如："扁鹊饮上池之水，即半天河水，雨也。《纲目》必以树臼中水当之，误矣。"这些固然也算意见，但琐屑如此，却慎重安排在篇首，其实是避重就轻①。

《本草拾遗》与《本草纲目拾遗》皆广泛搜罗遗逸，以补旧本草之未备②，但两位作者新增药物的标准完全不同。巫与医在唐代已经分为两途，陈藏器一味好奇，条目不免泛滥，一些已被《新修本草》淘汰的"巫药"，又被收入《本草拾遗》中。随举数例以见一斑："钉棺下斧声之时，主人身弩肉。可候有时，专听其声，声发之时，便下手速捺二七遍，已后自得消平也。产妇勿用"。"枷上铁及钉。有犯罪者，忽遇恩得免枷了，取叶钉等，后遇有人官累，带之除得

---

① 《本草纲目》也非完美无瑕，无论体例安排、药物分并、引文增删、名物考订、功效附方，皆有疏漏，远不止这三十六条，此由今人所编《本草纲目补正》(梅全喜主编，中医古籍出版社，1993年) 可见一斑。

② 《新修本草》在《本草经集注》七百三十种药物基础上，增加一百四十四种，合计载药八百七十四；而据尚志钧先生所辑《本草拾遗》，竟有六百九十二种药物不见于《新修本草》。

灾"。"正月十五日灯盏，令人有子。夫妇共于富家局会所盗之，勿令人知之，安卧床下，当月有娠"。"寡妇床头尘土，主人耳上月割疮，和油涂之效也"。

《本草拾遗》最受诟病的是滥收人部药物，如人血、人肉、人胆、天灵盖之类，这一举动在唐代即引起伦理学争论。《册府元龟》卷一百四十记长庆元年"河阳奏百姓刘士约母疾，割股肉以奉母，请表门闾，从之"。议者以为，神农所记未尝言人之肌肤可以愈疾，"及开元末有明州域山里人陈藏器著《本草拾遗》云人肌主羸疾，自后闾阎相效自残，往往而有。"李时珍为陈藏器辩诬说："按陈氏之先，已有割股割肝者矣，而归咎陈氏。所以罪其笔之于书，而不立言以破惑也。"但在《本草纲目》中，这些内容依然照单全收。

《本草纲目拾遗》则有不同，赵学敏表示："拙集虽主博收，而选录尤慎"，"宁蹈缺略之讥，不为轻信所误"。凡例说："其中有得之书史方志者，有得之世医先达者，必审其确验方载入，并附其名以传信。若稍涉疑义，即弃勿登。如银汗、钉霜、鸡丹、蜂溺、云根石、雄黄油之类不乏传方，俱难责效。有似此者，概从删削。"至于人部药物，赵学敏的立场十分鲜明："人部《纲目》收载不少，如爪甲代刀，天灵杀鬼，言之详矣。兹求其遗，必于隐怪残贼中搜罗之。非云济世，实以启奸。夫杀物救人，尚干天怒。况用人以疗人乎。故有谓童脑可以生势，交骨可以迷魂，直罗刹、修罗道耳。噫，孙思邈且自误矣，老神仙吾何取哉。今特删之，而附其所删之意于此。"

明清时期，中外交流较多，《本草纲目拾遗》兼收并蓄，既有美洲的外来物种，也有欧洲的近代药物。如载入诸蔬部的"辣茄"，即是今天广泛使用的茄科植物辣椒 *Capsicum annuum*，至迟在明代传入中土，《遵生八笺》称其为"番椒"，清代已是常见物种。《本草纲目拾遗》说："辣茄，人家园圃多种之，深秋山人挑入市货卖，取以熬辣酱及洗冻疮用之，所用甚广。"其中引用赵学楷《百草镜》说"以象牙辣茄红熟者，剉细，甜酱拌食"，竟然用来治疗"外痔"。这样的偏方，恐怕没有痔疮患者敢于尝试吧。

清康熙时由传教士带入中国的金鸡纳，是治疗疟疾的"神药"。《本草纲目拾遗》称其为"金鸡勒"，先述自己的见闻和思考："嘉庆五年，予宗人晋斋自粤东归，带得此物，出以相示，细枝中空，俨如去骨远志，味微辛，云能走达营卫，大约性热，专捷行气血也。"然后记录治疟的处方："澳番相传，不论何疟，用金鸡勒一钱，肉桂五分，同煎服，壮实人金鸡勒可用二钱，一服即愈。"此属于已经"中医化"的用法了。

《本草纲目拾遗》言出有据，作者耳闻目击以外，征引文献六百余种，价值亦高。如正误项引《白猿经》，详细记录用草乌提取乌头碱结晶体的过程，颇为化学史家重视。又多处引用《本草补》，其中"吸毒石"条提到"泰西石振铎《本草补》"云云。此为明代来华墨西哥方济各会士石铎琭

（汉文名石振铎）所著的西洋药书，可以作为中外药学交流的重要物证。对此《历代中药文献精华》评论说："西洋药学文献传入这一事情本身，已不同于单纯的药品输入，它伴随着药学理论思想等内容的输入，因而也就影响着传统的本草学。"

其中"日精油"与今天流行的植物精油当属同类，赵学敏说："其药料多非中土所有，旅人九万里携至中邦，决非寻常浅效，勿轻视焉可也。"用于创伤，"止痛敛口，大有奇效"，具体用法如下："先视伤口大小若何，其长阔而皮绽，先以酒洗拭净，随用线缝，大约一寸三缝合，不可太密。伤口小者，无用缝矣。既缝，以酒又洗拭净，将洁净瓷器盛油烘热，以男人所穿旧绵布，取经纬长短以伤口为度，逐缕蘸油，贴满疮口。又以男人所穿旧布包裹，忌用女人所穿者，至三四日后解开，润油少许，如前包固，数日即愈。如伤久血干，略爪破或刀刮，俾令血水以通药气，如前包固。但血多则至流药，故无血不可，多血亦不可也。伤处忌水与口涎，最宜防之，若伤已含脓及骨折者，此油无益，不必用矣。"

《本草纲目拾遗》中有一则与《红楼梦》相关的材料。《红楼梦》第八十八回贾母发心要写经，《金刚经》已经交给外面人去写了，《心经》则让府里奶奶姑娘们写，鸳鸯交给惜春的小绢包，素纸一扎是写《心经》的，又有藏香一块，则是"写经时点着写的"。第八十九回林黛玉吩咐紫鹃把藏香点上，准备写经。

藏香产于西藏，《本草纲目拾遗》说："藏香，出西藏，作团成饼者良，如香炷者次之。色紫黄色，气甚猛烈，焚之香闻百步外者佳。伪者名京香，不入药用。有出打箭炉者，不及西藏出者第一。有红藏、黄藏、紫藏之分。"《红楼梦》提到藏香时使用的量词是"一子儿"，而非"一炷"，正是赵学敏说"作团成饼者良"的意思。

《本草纲目拾遗》"藏香"条杂引诸家之说，赵学敏加按语云："藏香只有紫黄二色为正品，其所云红绿黑白诸色，皆属他香，近亦罕见，姑存其说以备考。"然后说："王景略曾为织造寅公制藏香，其方云得自拉藏，予求其法，附载于此：速香二片，沉香、黄熟香、黄檀香、广木香各四两，春花、甘松、三奈、玫瑰瓣、母丁香、细辛、桧皮、生军、排草、乳香、金颜香、唵叭榄油、苏合油、伽備、水安息各二两，冰片一两，上各为极细末，以顶好榆面二斤，火硝十两，化水，加老醇酒，调和为香。"王景略其人不详，"织造寅公"应即是曹雪芹的祖父，江宁织造曹寅。此则曹府藏香的制法，尤其可贵。

宿儒注经:《本经疏证》

　　经学是封建时代的政治哲学，笼罩社会生活的每个方面，本草学术也深受影响。明清医药家兴起一种回归原典的风气，涌现出一大批模仿经书注疏体例的经典注释本。医经一门，唐代王冰《次注黄帝内经素问》已开先例，明清则有马莳《黄帝内经素问注证发微》、吴昆《黄帝内经素问吴注》、张介宾《类经》、张志聪《黄帝内经素问集注》，诠解微言、商榷附骥，各尽其能。方书一门，金代成无己《注解伤寒论》以降，明清则有方有执《伤寒论条辨》、周扬俊《伤寒论三注》、黄元御《伤寒悬解》、张志聪《伤寒论集注》，校勘整理、条辨补苴，卓然可观。

《本经疏证》产生的背景

本草的情况有所不同，陶弘景作《本草经集注》已确立《神农本草经》的神圣地位，但药学毕竟是应用学科，新兴药物不断涌现，远远溢出《本草经》三百六十五种之外，旧经记载的药物，无论是治疗功用还是不良反应，都有新认识，早已不是原典所能涵盖。因此，《新修本草》开始，即本着"本经虽阙，有验必书，别录虽存，无稽必正"的态度，用"滚雪球"的方式编辑本草。以新观点取代旧学说，只是出于"尊经"的缘故，对老一套说法中不合理乃至荒谬之处存而不论。后来实用型本草如《本草备要》《本草从新》，对这些错谬的观点，直接予以删除。明末问世的缪希雍《神农本草经疏》，则与众不同。

缪希雍相信《神农本草经》为古三坟之一，成于黄帝之世，属于"尝药别味，对病主治，施之百世，无可逾越"之作。因此"据经以疏义，缘义以致用，参互以尽其长，简误以防其失"，著成此书，"以通古今之变，始悉一经之趣"，使读者"因疏以通经，因经以契往，俾炎黄之旨晦而复明，药物之生利而罔害"。

按，"疏"为著述体裁之一，通常指对旧注的阐释发挥，因为已有《本草经集注》在先，故明清《神农本草经》的注释本，书名通常使用"疏"，以表示谦虚逊让的态度。后来邹澍的著作取名"本经疏证"，也是这个缘故。

　　提起《神农本草经》，通常省称为"本经"，一般认为陶弘景最早使用这个称呼，其实不然。"本经"乃是经学家注经使用的词汇，按照《汉语大词典》的解释，指"据以进行传解的经书"，如《尚书·序》说："济南伏生，年过九十，失其本经，口以传授。"《本草经集注·序录》也说："旧说皆称神农本经，余以为信然。"又说："今之所存，有此四卷，是其本经。"句法与《尚书·序》完全一样，只是前者以"本经"指代《尚书》，后者以"神农本经"、"本经"指代《神农本草经》而已。如果使用现代标点，这些"本经"、"神农本经"皆不应该加书名号。正文中陶弘景仅在"芒硝"条使用"神农本经"一词，绝大多数地方都用"本经"，其所指代的仍然是所注经书之本文；在《本草经集注》的语境下，"本经"当然是指《神农本草经》[①]，但确实不是《神农本草经》书名的简称。

　　正因为此，后来《新修本草》所称的"本经"，很多时候是泛指包括《神农本草经》在内的《本草经集注》中的内容；《本草拾遗》和《开宝本草》所称的"本经"，则是指《新

---

　　① 在《本草经集注》中，还有多处"本经"与"别录"对举，如云："此五石脂如本经，疗体亦相似，别录各条，所以具载。"（五色石脂）"本经磁石一名玄石，别录各一种。"（磁石）"按本经有女萎，无萎蕤；别录无女萎，有萎蕤，而为用正同。"（女萎）"本经云利丈夫，别录云久服阴痿，于事相反。"（雷丸）我甚至怀疑这里的"别录"就是陶弘景所说的"名医副品"，在陶弘景编辑《本草经集注》的时候，并没有一部书叫做《名医别录》。所谓《名医别录》，可能是陶弘景以后的好事者以《本草经集注》中墨书大字为主，增补部分内容托名编撰。

修本草》;《嘉祐本草》所称的"本经",则是指《开宝本草》;《本草图经》和《本草衍义》所称的"本经",则是指《嘉祐本草》。以上作者的处理方式,皆符合注释家立场,完全没有不妥之处。但因为《神农本草经》始终裹挟在这些著作者所称的"本经"概念之中,所以,《新修本草》以来的诸家本草提到的"本经",确实也有专指《神农本草经》之处。说不清楚从什么时候开始,"本经"完全作为《本草经》一书的专用名称,并约定俗成,沿用下来①。所以张璐《本经逢原》和邹澍的《本经疏证》,书名中的"本经",都是特指《神农本草经》而言。尽管如此,毕竟《本草经》年代久远,部分药物早已退出治疗舞台,欲从临床应用的角度全面阐释,实在无能为力;另一方面,很多后世常用药物,尤其是见于同样属于"经典"的《伤寒杂病论》药物,也无法回避;所以从《神农本草经疏》开始,绝大多数《本草经》的解说注释本,也不局限于《本草经》药物②,如《神农本草经疏》载药物四百九十种;《本经逢原》载药物七百八十四种;陈修园《神农本草经读》载药物一百六十五种,属于《本草经》者也只有一百一十八种。

---

① 检《本草品汇精要》标注药物出处,《本草经》药标为"神农本经";《本草纲目》则将《本草经》药标为"本经"。不能断言《本草纲目》是主张此事的源头,但因为《本草纲目》影响深远,后世以"本经"为《神农本草经》的固定简称,确实与李时珍有关。

② 徐大椿《神农本草经百种录》算是极少之例外,所释百种药物全部出于《神农本草经》。

本經疏證第一卷　　武進鄒澍學

上品石十一味草三味

丹沙味甘微寒無毒主身體五臟百病養精神安魂魄
益氣明目通血脈止煩滿消渴益精神悅澤人面殺精
魅邪惡鬼除中惡腹痛毒氣疥瘻諸瘡久服通神明不
老輕身神仙能化為汞作末名真朱光色如雲母可析
者良生符陵山谷採無時　惡磁石畏鹹水

丹沙生深山石崖間穴地數十丈始見其苗乃石也
謂之朱沙床沙生石上大者如雞子小者如石榴子
狀若芙蓉頭箭鏃連床者紫黯若鐵色而光明瑩徹

凡藥所以致生氣於病中化病氣為生氣者也凡用
藥取其氣稟之偏以救人陰陽之偏勝也是故藥物
之性無有不偏者徐洞溪曰藥之用或取其氣或取
其味或取其色或取其形或取其質或取其性情或
取其所生之時或取其所成之地愚謂丹沙則取其
質與氣與色為用者也質之剛是陽內含禾則陰氣
之稟是陰色純赤則陽故其義為陽抱陰承陽稟
自先天不假作為人之有生已前兩精相搏卻卽神

碎之嶄巖作牆壁又似雲母片可析者為上其非生
於床上者多雜土石卽淘淨亦不如也　節圖

神依於精乃有氣有氣而後有生有生而後知識其

《本经疏证》书影

本經續疏目錄　　武進鄒澍學

第一卷
石鍾乳　黃精　菖蒲　菟絲子
乾地　漏蘆
蔧根　續斷　營實　丹蔘
　　　蕳草　忍冬　地膚子

第二卷
葈耳實　肉蓯蓉
赤箭　龍膽　石斛　巴戟天
遠志　藍實　絡石
　　　芫華　菥蓂子　車前子　木香

本經續疏第一卷　　武進鄒澍學

上品石一味草十七味

石鍾乳味甘溫無毒主欬逆上氣明目益精安五臟通
百節利九竅下乳汁益氣補虛摩瘡脚弱疼冷下焦傷
竭強陰久服延年益壽好顏色不老令人有子不鍊服
之令人淋一名公乳一名盧石一名夏石生少室山谷
及泰山採無時　蛇牀為之使惡牡丹玄石牡蒙畏紫石英蘘草

鍾乳係山洞石穴中陰處溜汁所成凡仰視石液淌涌
起處卽有乳狀下垂如倒生山峯峯端漸銳且長如
冰柱杜端輕薄中空如鵝翎係石液滴瀝且滴且裛

《本经续疏》书影

《本经疏证》的内容

　　《本经疏证》是注疏类本草的重要著作，作者邹澍（1790–1844）字润安，江苏武进人，北宋儒臣邹浩（道乡居士）的后裔，"以积学敦庸行，为世通儒"，而以医自隐，复"性耽著述，所撰杂文甚多"。根据自序，《本经疏证》乃是针对刘若金《本草述》有感而发，既觉其旨"渊然无尽"，又苦其"冗蔓"，且过于看重金元诸家，对"《本经》与《别录》则以寻常本草书视之，不能参互考订，疏其文而证其解"。于是择"仲景所用药百七十味"，"以《本经》为主，以《别录》为辅，而取《伤寒论》《金匮要略》《千金方》《外台秘要》与唐本、图经，兼取六经五雅诸史、《说文》，旁及道经、佛书、群芳谱、名人著作，凡有关于论药者，为之疏解辨证。或论病之所宜药，或论药之所宜病，与夫当用、不当用之故。"

　　《本经疏证》十二卷，疏证药物一百七十三种，又有《本经续疏》六卷，疏证药物一百四十二种，皆按照《本草经》上中下品归类，但药物仍不完全局限于《神农本草经》。《本经疏证》"例则笺疏之例，体则辨论之体"，每条大约包括四部分内容：首列《本草经》《名医别录》原文；低一格引述药物性状特征，以备后文"取类比象"发挥之用；随后节录各家论述，出自卢之颐《本草乘雅半偈》、刘若金《本草述》

为多；殿以自己的意见，以辨析药性、引证经方运用为主。邹澍还著有《本经续疏要》八卷，仿《证类本草》序例"诸病通用药"的体例，以疾病为纲，将常用主治药物归类，简注功效。此编"笔墨省减，病名既得原委，药味遂可别择，循证求病，因病得药，从药检宜"，近似临床用药手册。通常三书合刊，仍以《本经疏证》为总名。

邹澍出桐城派吴德旋门下，颇得文章法度。经学以"汉学"、"宋学"为两途，前者通过考据训诂来澄清原典，后者依靠要旨义理而阐释微言。桐城派属于"宋学"，《本经疏证》也很能体现此派注经的特色。

诠释字词、疏通章句乃是注释家的本职。如"菊花"条，邹澍由"菊"字古写作"蘜"引起议论。根据《书·盘庚》"尔惟自蘜自苦"，传："蘜，穷也。"《诗·南山》"曷又蘜止"，毛传："蘜，穷也。"于是顺着"穷"字往下发挥，自设问答："菊曷为其义为穷，将无以花事之尽耶？则不可为木芙蓉、款冬等花言矣。"又云："得无以其不结实耶？则不可为宿根繁生言矣。"然后慨然得出结论说："然则穷果安在，盖穷于上者必反下。"引《易经》为据："剥固九月之卦，菊正以九月花，过是即为复矣。"于是与《本草经》记载菊花的功效相联系："而婆娑剥尽之在上者，纵枯且萎，仍无所谓零与落焉。则谓能使穷于上之风，若火自熄，而反其胁从之津液于根柢，讵不可欤。此《本经》'主风，头眩，肿痛，目欲脱，泪出'之义也。"同样，"菊虽宿根重生，然至三月已后，新根既成，旧根遂烂，则谓其因新根坚固枯萎自脱不可钦。此《本经》'主皮肤死肌'之义也"；又，"菊之苗，烈日暴之则萎，潦水渍之则萎，最喜风为之疏荡，湿为之滋养，则谓能使风与湿之相侵者反成相养不可钦。此《本经》'主恶风湿痹'之义也"；又，"菊之气无间茎叶根花，菊之津尤能上通下达，此'久服之所以能利血气'"。

按，根据《说文》，菊花的本字为"蘜"，并不是"鞠"；不特如此，《说文》"鞠，蹋鞠也"，乃是一种皮球；鞠训作穷固然见于经传，但更像是"鞫"的借字，如《尔雅·释言》"鞫，穷也"，陆德明释文"鞫，又作鞠，同"。如邹澍这样的解释，看似雄辩，其实近于无理取闹，与当时科举的八股文章异曲同工。

又如针对《本草经》说滑石"荡胃中积聚寒热"，邹澍解释说："《本经》于药之去病，不肯轻用'荡'字，惟大黄、巴豆、滑石则有之。荡，盪也，排荡去垢秽也；动也，摇也，放也，散也。若于辞气间分轻重，则荡练（巴豆）、荡涤（大黄）自应作排荡观。若徒云'荡'，则动摇放散之谓矣。况荡练者能遍五脏六腑，荡涤者犹及肠胃，徒荡则仅去胃中积聚寒热耳。且开通闭塞（巴豆），推陈致新（大黄），皆实有物堵于其间。今若但曰积聚，则尚似有其物者。乃积聚之下，即紧承曰寒热，是决以有气无形视之矣。去有气无形者，而命之曰'荡'，谓非动摇放散之义可乎。"探求《本草经》特殊字的微言大义，非为不可，但未免求之过深。

　　用取类比象的方式来诠释药效,尤其令人忍俊不禁。如为了解释《本草经》矾石"主寒热,泄痢,白沃,阴蚀,恶疮,目痛,坚骨齿"的功效,《本经疏证》说:"浣猪肠者,以矾揉之,取其杀涎滑也;腌莴苣者,以矾拌之,取其劫粘汁也;搅浊水者,矾屑掺之,则滓自澄而下坠;制彩笺者,矾汁刷之,则水不渗而之也。凡一切花瓣渍之以矾,则花中苦水尽出,花之色香不损;凡欲木石相连者,熬矾焊之,则摇曳不动。盖缘矾之为物,得火则烊,遇水即化。得火则烊,故能使火不入水中为患;遇水即化,故能护水使不受火之患。是其质却双绾于阴阳,其功实侧重于治水。此其于湻泽则澄而清之,于沉浊则劫而去之,固善于阴中固气,水中御火矣。寒热者,阳迫阴而阴不为之下也;泄利白沃者,水不固,被火劫而流也;阴蚀恶疮者,阴有隙,阳得入而蚕食之也。目者,水之精;齿骨者,水之干。能使不为火侵,则痛者自除,摇动者自坚矣。即是以推仲景之用矾,于矾石汤,比之焊木石;于矾石丸,比之杀涎滑;于侯氏黑散,比之澄浊湻;于消石矾石散,比之刷彩笺。是知神圣用意,亦只在人情物理间,非必别求奥妙也。"

　　桐城派作手对篇章结构,乃至字句衔接,尤其考究,循文章理路来分析经文,着眼点自然与众不同。如《本草经》"薯蓣"条说:"主伤中,补虚羸,除寒热邪气,补中,益气力,长肌肉。"邹澍认为"主伤中,补虚羸"与"补中,益气力"意思重复,遂断言此为不相联属的两句,"主伤中,补虚羸，除寒热、邪气"的意思是，"补伤中而致之虚羸，除伤中而受之寒热邪气"。

《本草经》"梅实"条说："主下气，除热烦满，安心，肢体痛，偏枯不仁，死肌，去青黑痣，恶疾。"邹澍对梅实主"肢体痛，偏枯不仁"的功效表示怀疑，于是认为："（梅实）能治肢体痛，何也？是盖宜连下二句读，谓梅实能主肢体痛、偏枯不仁之死肌也。"

客观言之，《本经疏证》作词义分析，着眼点并无错谬，但脱离语言的时代背景，不考虑语言逻辑，一味凿空蹈虚，信口开河，实不足取。书中喜欢使用"玩"与"悟"，将自己主观猜度作为定论，典型的句式如"芎藭"条："玩《本经》《别录》芎藭之治，可悟气血必相辅而行也。"然后以无可置疑的语气，将结论强势推到读者面前。读者为其声威所震慑，落入彀中而不自知，于是失去独立思考能力。吾国古代科学技术不能进步，这也是原因之一吧。

可赞赏者，《本经疏证》取张仲景《伤寒杂病论》药物使用情况与《本草经》做全面比较，如"甘草"条说："《伤寒论》《金匮要略》两书中，凡为方二百五十，用甘草者至百二十方。非甘草之主病多，乃诸方必合甘草，始能曲当病情也。""人参"条有结论说："仲景深明《本经》除邪之妙奥，学者可不深体之乎。"这与陶弘景在《本草经集注·序录》中说"惟张仲景一部，最为众方之祖，又悉依本草"，如出一辙。

　　《本草经》出于汉代方士之手，故条目中颇多"不老神仙"之语，此注释家无可回避者。如徐大椿《神农本草经百种录》"水银"条说："久服神仙不死，以其不朽而能变化也。"被四库馆臣批评说："如（本草经）所称久服轻身延年之类，率方士之说，不足尽信。大椿尊崇太过，亦一一究其所以然，殊为附会。"

　　邹澍对此问题的处理非常有技巧，"丹砂"条经文说"久服通神明，不老，轻身，神仙"，《本经疏证》云："丹沙之品甚尊，丹沙之用极博，乃仲景仅于寒气厥逆赤丸中用之，但得《别录》中恶腹痛一端耳。举凡身体五脏百病、养精神、安魂魄、益气、明目诸大用，尽遗之，何也？是固古今医学分合所系，不可不知者也。考班氏《艺文志》，方技之别有四：一曰医经，二曰经方，三曰房中，四曰神仙。太古之医有岐伯、俞拊，中世有扁鹊、秦和，汉兴有仓公，咸能尽通其旨。迨汉中叶，学重师承，遂判而为四，自是各执一端，鲜能相通，即天纵仲景，于医几圣，其所深慨，亦止在不求经旨，斯须处方，是明明融洽医经、经方合为一贯。故于六淫之进退出入，阴阳之盛衰错互，皆辨析黍铢，于房中、神仙则咸阙焉。《本经》则太古相承，师师口授，该四而一焉者也。故仲景非特于精神魂魄等义不备细研究以示人，即所谓轻身、益寿、不老、神仙者，岂复一言述及耶？"

　　以经学家的方法注释《本草经》非为不可，如清代孙星衍、孙冯翼辑注《神农本草经》，日人森立之《神农本草经

考注》，晚近曹元宇辑注《本草经》，王筠默、王恒芬辑著
《神农本草经校证》等，注释深浅、佚文取舍各不相同，但
都恪守"实事求是"的原则，立言有据，不似《本经疏证》
之穿凿附会也。

承前启后:《植物名实图考》

"植物"一词见于《周礼》,与"动物"相对,指称范围古今基本相同,但古代文献中"草木"远较"植物"为常用,"植物"在现代汉语中的广泛使用,主要得益于1857年李善兰将英文botany译作"植物学",稍早于此,吴其濬著《植物名实图考》,则是开风气之先者。

吴其濬与《植物名实图考》

吴其濬(1789–1847)字瀹斋,河南固始人,嘉庆二十二年(1817)状元及第,授翰林院修撰,两放学政,历官多地督抚。《清史稿》有吴其濬传,详于职官升转,无一语涉及学术成就。《清史列传》记事虽繁,也只是提到吴其濬卒后,道光皇帝给予"学优守洁,办事认真"八字考语。按照

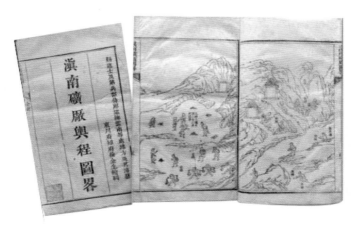

《滇南矿厂舆程图略》书影

这样的叙事，吴其濬不过是旧时代百千官僚之一员，碌碌无
足称；所幸他的著作《植物名实图考》《植物名实图考长编》
《滇南矿厂舆程图略》《滇南矿厂工程图略》尚存，由兹可以了
解吴其濬在植物学、矿产资源学领域开创性的贡献；尤其重
要者，1840年前后中国正处于大变革之前夜，吴其濬作为博
通儒家伦理的方面大员，所作所为皆具有标本意义，更有待
深入剖析①。

　　吴其濬对植物有浓厚兴趣，《书宋牧仲先生西陂杂咏诗
后》自述道："余于道光壬午（1822）买田河东，距县五里而
近，东瞻大山，西望城郭，史水自南逶迤而北，河干蒹葭，
秋时如雪，时从芦花隙中，看风帆上下。两岸人家多以种桃
为业，数十里如绛霞，横亘于绿麦黄菜间，红雨春霏，厚积
畦垄，恐桃源洞未是过也。余于堤上种桃八百株，栽柳三千
株。以在余城居之东为小园，曰东墅。"从时间推算，道光
元年（1821）开始，吴其濬连续丁父母忧，居家守制八年，
于是构筑东墅园林。小园的门联据说是吴其濬自撰，其文
曰："荒地十亩，亦种奇花亦种菜；茅屋数间，半藏农具半藏
书。"莳花种草，读书著述，最称写实之作。

---

　　①　吴其濬研究专书仅见《吴其濬研究》一种，由河南省科学技术
协会编（中州古籍出版社，1991年），偏重于作者生平，及围绕《植物
实图考》的植物学、农学讨论；尚未见从科学史、文化史、政治史的角
度，对吴其濬其人其事做全面深入考察的著作。

在《植物名实图考》中，作者经常以"雩娄农曰"[①]引起议论，乃是仿《史记》"太史公曰"的体例；固始为古雩娄城故地，吴其濬以"雩娄农"为号也是不忘乡邦的意思。书中还有许多地方提到家乡风俗，都带有浓厚的感情色彩。如稻槎菜是一种菊科的细弱草本，吴其濬说："稻槎菜生于稻之腐余，其性当与谷精草比，吾乡人喜食之。《救荒本草》所列皆山野中物，采录亦弗及。每忆其黄花绿茎，绣膝铺陇，觉千村打稻之声，犹在耳畔。"

吴其濬后半生宦迹半天下，皆担任方面实职，且又勤于政务，很难想象能有较多空闲时间完成《植物名实图考》和《植物名实图考长编》这样的鸿篇巨制，所以通常认为，至少《植物名实图考长编》的初稿完成于丁忧期间。

"长编"本是史书的著述体例，广泛搜集各类材料，汇为一编，待正式写作时取舍，其著名者为司马光《资治通鉴长编》；晚出的著作自称"长编"，则用来表示谦逊不敢僭越的态度，如南宋李焘编订北宋九朝编年史，自言不敢续《通鉴》，遂以《续资治通鉴长编》为书名。至于吴其濬的《植物名实图考长编》，仍然是取资料总汇的意思。

---

　　① 因为"雩娄农"是吴其濬文章中的自称，并不见于族谱，故研究者认为："雩娄农的称谓，不是别号名字，而是富有特殊含义（追思远祖迁徙之始，缅怀耕读传家之意）的自谦的自称。"（张桂远、陈寿同《吴其濬的家族世系与东墅植物园考》，见《吴其濬研究》第3页）其说可参。

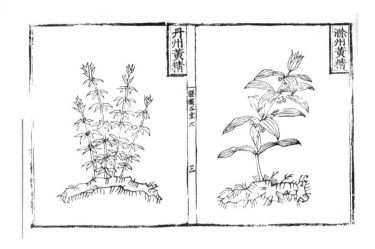

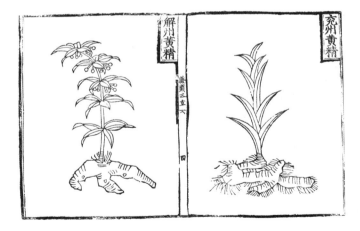

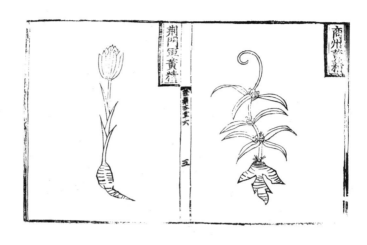

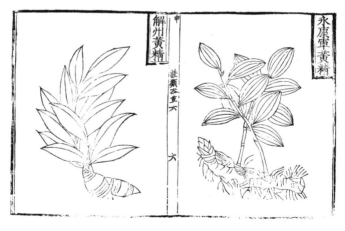

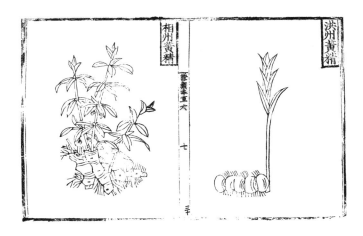

《本草图经》之黄精图

以黄精为例看《图考》与《长编》的关系

　　《植物名实图考长编》可以看作是吴其濬著作《植物名实图考》而准备的"资料卡片",从本草、农书、方志,乃至经史文献、诗赋辞章中摘录出与植物名称、产地、形态、栽培、功用相关的信息,间亦附录作者的按语。长编服务于正文,以"黄精"条为例,可以看出二者的关系。

　　黄精见《长编》卷六,收载《证类本草》"黄精"条下前代本草关于黄精药效,尤其是品种、产地有关的全部议论;因为李时珍对黄精的性状没有新见解,故本条没有《本草纲目》的内容,而是抄录了《救荒本草》《四时类要》的相关文字；地方志包括道书《福地记》以及《峨眉山志》《海丰县志》，还有张所望的《梧浔杂佩》。

《图考》卷八"黄精"条立足于此，不再烦琐地堆砌文献，直接针对几个历代纠缠不清的问题，提出自己的看法。

一是黄精与萎蕤的关系。据《名医别录》，黄精与萎蕤各是一条，黄精一名重楼、一名菟竹、一名鸡格、一名救穷、一名鹿竹，萎蕤一名荧、一名地节、一名玉竹、一名马薰。黄精与萎蕤显然有关，陶弘景说黄精"根似萎蕤"，说萎蕤"根似黄精而小异"，而《本草图经》引《羊公服黄精法》径云："黄精是芝草之精也，一名萎蕤。"诸家由此聚讼。《图考》澄清说："宽叶为黄精，细叶四五同生一节者为萎蕤。如此分别，自为瞭目。"从吴其濬的描述，并结合所绘图例，植物学家能够确定，《图考》指定的黄精，乃是百合科黄精属植物多花黄精*Polygonatum cyrtonema*，叶较宽大、互生；玉竹则为同属之玉竹*Polygonatum odoratum*或小玉竹*Polygonatum humile*一类。

吴其濬还注意到，黄精"原有对叶及数叶同作一层者，《图经》虽列十种，大体不过两端，今江湘皆对叶，滇南数叶一层，其根肥大无异"。所谓"数叶同作一层"，乃是指黄精属中多叶轮生的几个品种，主流植物为黄精*Polygonatum sibiricum*，《本草图经》所绘滁州黄精、解州黄精和相州黄精，皆是本品。

现代植物学家以*Polygonatum sibiricum*对应古代"黄精"，

而将吴其濬指认的 *Polygonatum cyrtonema* 称为"多花黄精",
也有深远考虑。黄精一名重楼,《后汉书·陶谦传》说,笮融
依于陶谦,在徐州"大起浮屠寺,上累金盘,下为重楼"。
这种"重楼"建筑的形状,不妨参照《本草图经》解州黄精
的药图来理解:轮生的叶子,仿佛是每一层的飞檐,而直立
的茎,则是中心刹柱。但如此一来,重楼便成了翠堵波(佛
塔)的结构,不知古建筑学家是否同意。另外,《新修本草》
将植物蚤休称为重楼,后者虽然只有两重,但上大下小,塔
的特征更加明显。由此可见,以多叶轮生的 *Polygonatum
sibiricum* 对应古代"黄精"概念,较叶互生的 *Polygonatum
cyrtonema* 作为"黄精",更有历史渊源。

　　二是黄精与钩吻的关系。《博物志》云:"太阳之草,名
曰黄精,饵之可以长生;太阴之草,名曰钩吻,不可食之,
入口立死。人信钩吻之杀人,不信黄精之益寿,不亦甚乎。"
陶弘景也说:"黄精叶乃与钩吻相似,惟茎不紫,花不黄为
异,而人多惑之。其类乃殊,遂致死生之反,亦为奇事。"
《雷公炮炙论》《本草图经》皆有类似说法,《新修本草》则不
以为然,有云:"黄精叶似柳及龙胆、徐长卿辈而坚;其钩吻
蔓生,殊非比类。"《图考》认可陶弘景的意见,结合具体观
察指出,黄精春初即开花,根肥嫩可烹肉,钩吻夏末秋初开
花,叶有反钩,根不肥。并批评《新修》说:"苏恭独创为
钩吻蔓生之说,后人遂以黄精、钩吻绝不相类。东坡谓恭注
多立异,又喜与陶公相反,几至于骂者。然细考之,陶未必

非，恭未必是。余谓陶说有未确，然尚为疑似之词。苏则武断者多，其不如陶远矣。"按，《博物志》等说叶似黄精的钩吻，可能是百部科植物金刚大 *Croomia japonica*，又名黄精叶钩吻，《新修》所说蔓生的钩吻，为马钱科胡蔓藤 *Gelsemium elegans*。金刚大与胡蔓藤属于"同名异物"，今人因为胡蔓藤毒性较大，遂视作古代钩吻的主要来源；这一结论未考虑钩吻名实变迁的沿革，并不准确①。

三是黄精相似品种问题。百合科黄精属植物在我国有三十余种，分布广泛，如陶弘景所说，黄精"处处有"，但各地所称的"黄精"未必同是一物。

《本草图经》绘有十幅黄精图例，形状颇有差别，吴其濬注意到"图列十种，丹州、相州细叶四五同生一节；余皆竹叶，宽肥对生"。确实如此，从图例来看，滁州、相州、解州、丹州黄精叶均轮生，颇接近今之黄精 *Polygonatum sibiricum*，这恐是古代药用的主流品种，后世如《救荒本草》《本草纲目》所描绘者似亦为此种；永康军黄精叶互生，似为多花黄精 *Polygonatum cyrtonema*，《图考》所绘亦是本种；商州黄精似为轮叶黄精 *Polygonatum verticillatum*；至于洪州黄精、兖州黄精、荆门军黄精，以及另一种解州黄精，都是混乱品种，甚至不是百合科物种。

吴其濬没有植物分类学知识，但也意识到物种之间的差

① 进一步讨论可参王家葵《钩吻的本草考证》，《中药材》第35页，1993年第12期。

植物名寶圖考卷之六

固始吳其濬著

蒙自陸應穀校刊

蔬類

目錄

蔬類卷之六

《植物名实图考》书影

异。卷八"黄精"条之后，另据《救荒本草》单列黄精苗，并说："按图即《尔雅》委萎，滇南所产黄精颇似之，此正钩吻相似者。"这种黄精苗似乎就是黄精*Polygonatum sibiricum*，因为吴其濬将多花黄精*Polygonatum cyrtonema*确定为正品，故将*Polygonatum sibiricum*称为黄精苗，以示区别。

"黄精"条提到"滇南山中尤多黄精、萎蕤"，卷十另立滇"黄精"条云："滇黄精，根与湖南所产同而大，重数斤，俗以煨肉，味如山蓣；茎肥色紫，六七叶攒生作层，初生皆上抱；花生叶际，四面下垂如璎珞，色青白，老则赭黄。此种与钩吻极相类。滇人以其叶不反卷、芽不斜出为辨。"据其附图，即今之百合科植物滇黄精*Polygonatum kingianum*。

有关黄精的问题归结起来，都是"名实"二字，即所使用的名称概念（名），与所表达的真实内容（实）之间的对应关系。先秦诸子对名实各有主张，汉以后争论虽然平息，名实关系却更加混沌。不仅抽象概念的内涵外延边界不清，连普通名词所指代的客观对象也模糊含混。"多识于鸟兽草木之名"固然是儒家传统，但由于吾国自然科学的先天短板，动植物分类徘徊于相对较浅层次，名词概念始终停留在《尔雅》《说文》之类字词典的水平。乾嘉学者隐约注意到这个问题，段玉裁、王念孙、郝懿行在动植物名称训释方面都有开创性的贡献，程瑶田（1725–1814）著《释草小记》《九谷考》更开朴学家系统研究草木之先河，但同样都未能摆脱"以此物释彼物"的怪圈。

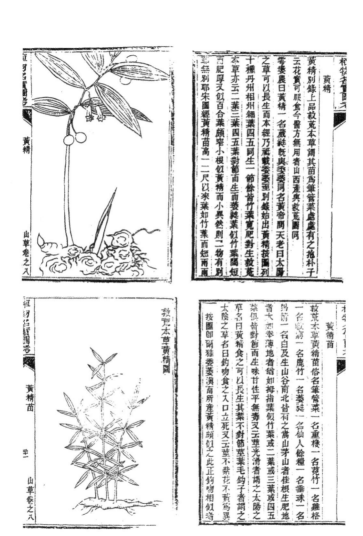

《植物名实图考》书影

吴其濬的实地考察工作

《植物名实图考》在钩沉文献、考订名物方面并没有特别的创新，但较前述诸家，吴其濬更注意实地考察。他在《图考》中经常有这样的议论，"不睹其物，无由识之"，"不至其地，乌知其是耶非耶"；感叹只知道从文献到文献的训诂考订家们，"何能上测高深"。

《图考》收载植物一千七百一十四种，远远超过《本草纲目》。书中所载植物，涉及全国十九个行区，其中江西植物近四百种，湖南二百八十余种，云南约三百七十种，最为大宗，恰好与他道光十七年（1837）提督江西学政，二十年（1840）授湖南巡抚，二十三（1843）年任云南巡抚，次年（1844）署理云贵总督的经历完全吻合[①]。而这些植物信息，当然由作者亲自采集获得。

芸香科植物香橼 *Citrus medica* var. *medica*，果实可观赏，亦入药用。《图考》卷三十一"蜜罗"条提到自己对此物的观察认识过程："吾少时侍先大夫于楚北，学使署中有幕客

---

① 关于《植物名实图考》中江西、湖南、云南植物的统计，见黄胜白、陈重明编著《本草学》，南京工学院出版社，1988年，50页。如果进一步留意书中的产地，还会发现，吴其濬道光十二年（1832）提督湖北学政，书中却没有很多湖北植物，也没有对《本草纲目》中李时珍亲眼所见湖北物种有较多评述。由此推测，《植物名实图考》正式动笔，可能是道光十七年（1837）吴担任提督江西学政以后。

自施南回，携一果见啖，如橘柚而形不正圆，肉白柔厚如佛手柑，以为即佛手柑不具指爪者。越廿余年，儤直南斋，岁腊赐果一筒，题曰蜜罗，盖闽中疆吏所进。时大寒，瓢作坚冰，以温水渍之，剖置茶瓯，一室尽香，亦内臣所授也。寻使湖北，按试施州，筵之核，盘之供，皆是物也。窃以形味都非珍品，而厥包作贡，因为赋诗，有方朔老丑待诏金门之诮。后使豫章，至赣南，于市中粥一果，形正同而瓢如橘，味殊酢。又以为朱栾之异种。及莅滇，则园中植之树与花皆佛手柑也，土人名曰香橼。始知有指爪者为枸橼，无指爪者为香橼；又或一枝之上两者俱擎。古人有以香橼为佛手柑者，洵非耳食。按《黔书》蜜筒柑，或曰即南海之紫罗橘，蓄之树以浃岁，荐之盘以弥月。滇曰蜜筒，黔曰香橼，诚一物矣。"然后感叹说："夫一物不知，以为深耻。余非仰叨恩泽，屡使南中，亦仅尝远方之殊味，考传纪之异名，乌能睹其根叶，熏其花实，而一一辨别之哉。"

　　党参产于山西上党，曾与上党人参相混。《图考》卷八说："党参，山西多产，长根至二三尺，蔓生，叶不对节，大如手指。野生者根有白汁，秋开花如沙参花，色青白。土人种之为利，气极浊。"又说："余饬人于深山掘得，莳之盆盎，亦易繁衍。细察其状，颇似初生苜蓿，而气味则近黄耆。昔人有以野苜蓿误作黄耆者，得非此物耶。"此即桔梗科植物党参 *Codonopsis pilosula*，从吴其濬的任职经历推考，本条当作于道光二十五年（1845）调任山西巡抚监管提督盐政之后，是其最晚年的文字。

　　本书以"图考"为名，通过图例补充文字描述之不足，全书插图一千八百幅，其中多数是真实物种的写生图，许多植物图像可以直接精确到种。这些图例风格统一，应该是吴其濬亲手绘制。值得注意的是，所描绘的植物，无论是构图、视角、剪裁，都与传统白描迥然不同，作者对西洋透视、写生，可能有一定的了解。从插图史、美术学的角度，还有深入研究的必要。

　　《植物名实图考》并非严格意义之本草，而是名物研究类著作，按照现代图书分类，此书应该属于植物学科范畴，是传统植物学巅峰之作。现代植物学引入中国以后，一些科属的拉丁名之汉译，都借鉴《图考》，足见其影响力。科名如八角枫科（Alangiaceae）、小二仙草科（Haloragidaceae）、大血藤科（Sargentodoxaceae）、粟米草科（Molluginaceae）、瓶尔小草科（Ophioglossaceae）、白花菜科（Capparidaceae）、金莲花科（Tropaeolaceae）、花蔺科（Butomaceae）、观音座莲科（Angiopteridaceae）、水龙骨科（Polypodiaceae）等，属名中这种情况更多，不一一列举[1]。

　　《图考》全书三十八卷，按照谷、蔬、山草、隰草、石草、水草、蔓草、芳草、毒草、群芳、果、木分为十二类，看似井然有序，但逐卷翻阅，则可以注意到蔬类卷五、隰草类卷十二、木类卷三十五，恰好二百条，图文皆出自《救荒

_____

① 　前引《本草学》第52页。

本草》，绝大多数条目仅止于此，没有吴其濬的分析研究，也没有写生图例。按，《救荒本草》记录的就是吴其濬家乡河南的植物，《图考》何以简略草率至此呢？吴其濬的写作计划可能非常庞大，但调任山西巡抚监管提督盐政之后开始患病，一年多的时间就去世了，甚至没有来得及为《植物名实图考》撰写序言、凡例。推测当年吴其濬自感时日无多，乃将手中的存稿简单厘定，《救荒》中的二百种植物早已选定，或许计划留待告老返乡时认真研究。奈何天不假年，只存下残章断稿。吴其濬去世后两年，继任山西巡抚陆应谷根据其遗稿将《植物名实图考》和《植物名实图考长编》刻印出版。

附录：漫谈中国古典文学中的药物

【采访者按：此次访谈，源于暑期的一个偶然。王家葵先生莅沪，大家谈天说地。他聊到《水浒》所载"蒙汗药"的"蒙汗"作用，在医学上确有根据。由这个话头深谈下去，就有了如许篇幅的访谈。王先生是成都中医药大学教授，并担任中国药学会药史本草专业委员会副主任委员，《中药与临床》杂志副主编等职务，对本草学、药理学深有研究。酷嗜文史的他素有"博学好古"之名，在道教研究方面更是成果丰硕：著有《陶弘景丛考》，辑录、校注的数种道教文献，都收入中华书局"道教典籍选刊"。这一切，都在这篇访谈中得到了淋漓尽致的体现。】

【郑诗亮】我想先从古代小说里面记载的"不死之药"谈起。有很多据说能让人长生不死的仙药，东方朔曾向汉武

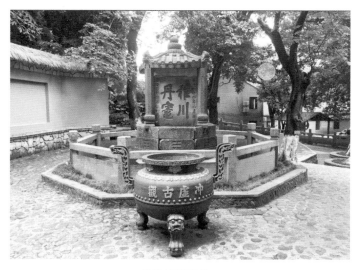

罗浮山稚川丹灶

帝进献甘露，秦汉以来流行灵芝，《白蛇传》里白蛇盗来的灵芝就有起死回生之功，等到炼丹术兴起之后，帝王又热衷于让方士炼取丹药。您能谈谈这些丹药的情况吗？

【王家葵】其实，古人这类求仙问药的行为，不妨用一句诗来概括："服食求神仙，多为药所误。"这句诗出自《古诗十九首·驱车上东门》，全诗是这样的："驱车上东门，遥望郭北墓。白杨何萧萧，松柏夹广路。下有陈死人，杳杳即长暮。潜寐黄泉下，千载永不寤。浩浩阴阳移，年命如朝露。人生忽如寄，寿无金石固。万岁更相送，贤圣莫能度。服食求神仙，多为药所误。不如饮美酒，被服纨与素。"

这首诗感叹一个浅白的道理：人总是要死的。人有生长壮老已，这是自然规律。道家崇尚自然，讲"道法自然"，如庄子、老子，其实不屑于关心这样的"生死大事"；可是与神仙家合流而形成的道教，却在神仙家的影响下，以极大的热情投入"关爱生命"的宏伟事业中。长生久视是神仙家的信仰，经过道教的鼓吹，直到今天也是中国人的根本信仰。

长生不老，首先得从理论上证明肉身具有不老不死的可能性。王充在《论衡·道虚》中把各种宣称有效的长生方术嘲弄了一番，其中一句话很厉害："万物变化，无复还者。"用白话来说，就是生命如逝水，单向不可逆。葛洪在《抱朴子内篇》中，用许多篇幅辩论此事，总结起来三句话：神仙实有；神仙无种；神仙可学。长生不死，是神仙的初阶。

把《论衡》与《抱朴子内篇》对看，葛洪与王充"隔空喊话"，有意思极了。葛洪如何驳王充呢？当然也是举例。远远近近的例子说完，一句话，王充之流"夫所见少则所怪多，世之常也"。举来举去，举到一个关键的例子，《抱朴子内篇·金丹》说："丹砂烧之成水银，积变又还成丹砂。"丹砂与水银之间的互变，对，在神仙家眼中是"回还"，所以称为"还丹"。你王充不是说"万物变化，无复还者"吗，水银与丹砂之间不就可以循环往复，变化不休。这便为炼造、服食"丹药"埋下伏笔。

神仙家的一句重要口号，也通过《抱朴子内篇·黄白》记录下来："我命在我不在天，还丹成金亿万年。"这个口号是反天命的，主张以人力干预自然、改造自然。这里当然也看得出，神仙家还是存有一分清醒和理智，没好意思去狡辩说长生不老才是老庄的"自然而然"。

【郑诗亮】前面您谈到的都是长生术的理论问题，神仙家达到长生不死目标采取的"技术手段"有哪些呢？

【王家葵】方法多多，概括起来，不外三端：服食、房中、导引。

先对后两家简单一说。房中是通过性活动成仙，讲究的是"动而不泄"，后来发展到"还精补脑"。这与后面要说到的春药、催情剂等有一定的联系，也与"以人补人"在理论上有共通之处，我曾经写过一篇"论房中术起源中的文化问

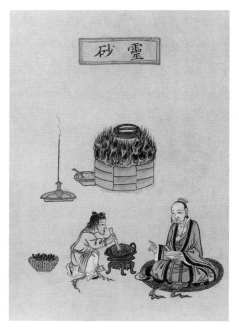

《本草品汇精要》之灵砂图

题"，此处就不展开了。导引则是肢体运动，类似于"广播体操"；如果增加"行气"，以意念指导真气在体内循行，则是"内丹"的滥觞。

回到服食，服食起源于"不死之药"的传说，《山海经·海内西经》说："开明东有巫彭、巫抵、巫阳、巫履、巫凡、巫相……皆操不死之药以距之。"最早的"不死药"掌握在居住于虚无缥缈间的神仙之手，《史记·封禅书》谓蓬莱、方丈、瀛洲三神山"诸仙人及不死之药皆在焉"。但随着徐市、卢生、侯公等觅药的失败，求药由仙界转向了凡间。

服食也有派别，都说自己的最有效，内部竞争很是激烈。大致分两大类吧，天然物与人工制成品。服食天然物的历史应该更加久远，所服食的当然是一些难得之品，细分又有两支派。一支以金玉丹砂诸矿物为至宝，姑称为"金石派"；另一支则贵芝草巨胜诸植物，可称为"草木派"。安期生食枣大如瓜，就是后一流派。暂不论这两支派孰先孰后，就影响而论，金石派远胜草木派。

《黄帝九鼎神丹经诀》说："且草木药埋之即朽，煮之即烂，烧之即焦，不能自生，焉能生人。"最早的金石派以服食黄金、云母、丹砂等天然矿物为主，其理论基础如《抱朴子内篇·仙药》引《玉经》所说："服金者寿如金，服玉者寿如玉。"《周易参同契》也说："金性不败朽，故为万物宝，术士服食之，寿命得长久。"——对，这就是交感巫术的思维模式——《列仙传》中服矿物而致神仙的人，有赤松子服水玉、方回炼食云母，任光善饵丹砂等等。但可以想见，金石之物多具毒性，过量或可致死，这与长生久视的目标显然背道而驰，所以，金石派方士很快由采服天然矿物改为炼制后饵服，这正是后世丹鼎道派的萌芽。

与导引行气不能成仙一样，服食最终也无缘仙界，迷信如汉武帝，晚年也承认"向时愚惑，为方士所欺，天下岂有仙人，尽妖妄耳。节食服药，差可少病而已"。现存最早的本草书《神农本草经》其实是神仙方士的"服食指南"。

人工制成品较为后起，其主流便是我们通常说的"炼丹术"。炼丹术也有演进过程，早期似乎还是炼金，只是按照西汉道士李少君的说法："祠灶则致物，致物而丹砂可化为黄金，黄金成以为饮食器则益寿，益寿而海中蓬莱仙者可见，见之以封禅则不死。黄帝是也。"另一种则抛弃黄金、白银（即黄白）的追求，在丹砂、水银、铅丹中寻求变化。

服丹从汉代以来，不绝如缕。有科技上的积极意义，但执迷不悟者大有人在。

【郑诗亮】您说到服丹，让我想到魏晋名士爱服用的寒食散，它具体指的是什么？

【王家葵】晚近较早对五石散产生兴趣的是文学家和文献学家：鲁迅和余嘉锡。前者利用他在日本受到的医学训练，作了历史文化上的阐释；后者利用文献学功夫进行了文献考

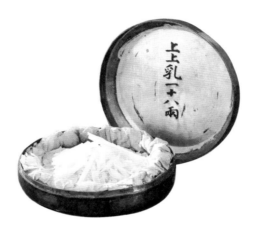

何家村出土唐代钟乳

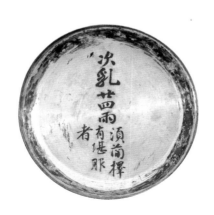

钟乳盒盖题记

辨。化学家对这个问题也给予了足够的重视，比如王奎克《五石散新考》①。但医学家，尤其是药理学家，对这件事关心不够，还有很多未解之谜。

五石散的来历，余嘉锡先生考证得很清楚，主要是由张仲景的"侯氏黑散"和"紫石寒食散"合二为一，成为《千金翼方》的"五石更生散"，也就是通常说的"寒食散"。"五石更生散"里面有五种金石药，即紫石英、白石英、赤石脂、钟乳、石硫黄，再加上一些植物动物药。可这个处方里并没有什么毒性剧烈的药物啊。

王奎克先生结合文献、化学、毒理，破解了这个谜团。王先生发现，孙思邈所记录的五石散，其实是篡改过的。由"侯氏黑散"和"紫石寒食散"合并加减而来的"五石更生散"，使用的五种金石药其实是紫石英、白石英、赤石脂、钟乳与礜石，孙思邈著录的时候，以"石硫黄"取代了"礜石"。这不仅是文献学功夫，如果结合砷中毒的毒理学表现，也是能够成立的。可以这样说，鲁迅、余嘉锡两位没有解决的问题，被王奎克彻底地解决了，这是值得大力表扬的。

《千金翼方》记录处方有误的五石更生散，更可能是孙思邈有意为之。《千金要方·解五石毒第三》说："余自有识性以来，亲见朝野仕人遭者不一，所以宁食野葛，不服五石，明其有大大猛毒，不可不慎也。有识者遇此方即须焚

① 王奎克《五石散新考》，转引自赵匡华主编《中国古代化学史研究》，北京大学出版社，1985年。

之，勿久留也。今但录主对以防先服者，其方已从烟灭，不复须存，为含生害也。"由此可见孙思邈对五石散之深恶痛绝，又怎会在书中显明地记录原方呢？

类似的出于"善良愿望"篡改文献，我还见过一例。《养性延命录·教诫篇第一》引《神农经》说："食石者肥泽不老"，陶弘景注释："谓炼五石也。"以上文字出自正统《道藏》本之《云笈七签》，可在《四库全书》本的《云笈七签》中，这句陶弘景注释被篡改为"谓炼五英也"。五英指的是五色石英，一下子就绕开了与五石散的瓜葛。由此看来，为了保护读书人不受五石散的诱惑，四库馆臣也是煞费苦心了。

【郑诗亮】王奎克先生所注意到的砷中毒的毒理学表现，具体指的是什么？您前面提到关于五石散的未解之谜具体指的是什么？

【王家葵】礜石是砷黄铁矿。无机砷进入人体之后引发的慢性砷中毒，与《诸病源候论·解散病诸候》卷六记载服散出现的症状基本吻合："欲候知其得力，人进食多，是一候；气下，颜色和悦，是二候；头面身痒瘙，是三候；策策恶风，是四候；厌厌欲寐，是五候也。"

这样一来，服散之后要行散、饮冷、不能穿衣服、用冷水浇头，诸如此类的"古怪"行为也就很好解释了。砷中毒可以出现明显的皮损，皮肤表面发生溃疡，这是一方面；另

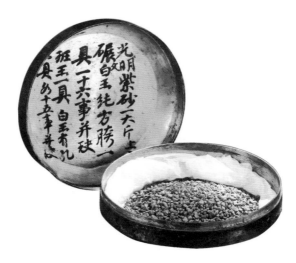

何家村出土唐代光明紫砂

一方面，末梢神经的损害也会让人体感觉异常，常见的如肢体远端对称性手套、袜套式麻木感等。皮肤感染，出现溃疡，或者皮肤感觉异常，敏感、疼痛，都可以出现"不胜衣"的样子，无法穿衣服，即便是轻薄的绸缎衣服，沾身也觉得不自在。服散的人，相当部分死于痈疽。痈疽，多数时候就是皮肤的细菌感染，这是古人特别特别害怕的疾病——据说秦桧就死于瘩背疮发作。引起感染的主要病原体是金黄色葡萄球菌，这种细菌毒力很强，进入血液之后会引发败血症，在青霉素发明之前，这可是要命的病，所以古人"谈痈色变"。服散的人因为有皮损，再加上感觉异常，恣意挠抓，一旦发生感染，就很容易挂掉。

关于五石散，还有一些枝节问题没有解决。从五石散的制作来看，以前我们通常认为，五石散是炼丹术的一个支派。现在看来不对，仔细分析五石散的成分组成与制作过程，完全没有经过丹鼎，也没有"水法炼制"，就是矿物加上一些植物做成粉剂，或者粗颗粒，然后和酒吞服。为什么我觉得它和炼丹术完全无关呢？因为在魏晋时代，炼丹术发展的水平已经很高，在炼丹术士眼中，名士服用的五石散简直是"小儿科"的玩意儿，他们服用的是自己炼制的"更高级"的丹药。明白了这一点，就会理解，为什么葛洪完全没有谈到五石散，陶弘景即便谈到，也非常之不屑。

第二个是关键的问题。魏晋时代，如此大规模的服食五石散，不能不让人怀疑其中是否存在成瘾性的倾向。因为后来者看到前人服散之后的惨状，还是不畏死，依然要去尝试，仅仅用何晏说的那句"非唯治病，亦觉神明开朗"，不太好解释。但医学界关于药物是否有依赖性是靠戒断症状来判定的：对精神性药物产生依赖后，一旦停止供给，病人会出现肉体和精神上的症状。检点文献，我只在《医心方》卷十九"服丹发热救解法第十三"中发现一段近似的表现："凡服药发动之时，即觉通身微肿，或眼中泪下，或鼻内水流，或多呻吹，或咥喷，此等并是药觉触之候，宜勿怪也。"在《养性延命录校注》附录《太清经辑注》中，我加按语说："此段描述服丹后流涕、流泪、哈欠等，极似药物依赖性（drug dependence），本篇称为药觉触之候。"但我还是不能完全自信，毕竟没有文献提到砷制剂存在依赖性①；而从本草方书及其他文献来看，汉魏六朝时期似乎也没有具较强成瘾性的物质（比如鸦片之类）为医人所了解。稍为例外的是麻蕡——大麻 Cannabis sativa 的雌花，含大麻酚（cannabinols），有强烈的致幻作用，《本草经》记载"麻蕡，多食令人见鬼狂走"，就是这一作用。但大麻成瘾性不高，也没有证据在五石散中使用。从当时人所掌握的植物和矿物的情况来看，他们所了解的药物里面没有这么强成瘾性的药物。那么，不成瘾又有很大肉体伤害的药物，怎么会在这么长时间内，这样大规模地服用呢？医学上无法解释，或许有其他的原因。其实，从社会学角度来看魏晋时人，他们的精神状态和20世纪60年代的嬉皮士颇为相似。那个年代的人也滥用药物，当然，滥用的是大麻和海洛因。所以，对魏晋时人为什么会前赴后继、冒着死亡风险去服散这个问题，"神明开朗"之类含混的"魏晋风度"还不足以解释。究竟该怎么解释，期待后贤。

【郑诗亮】在魏晋之后的时代，流行什么样的丹药？

【王家葵】唐代盛行服食石钟乳和硫黄，可能都是魏晋五石散的"替代品"。我写过一段文字，直接抄录吧。

---

① 作者按：重新审读这篇访谈的时候，又咨询了从事毒理学研究的同事，其提到"印象中"有使用砷制剂发生依赖性的报告。但仓促之间未能检索出相关文献，且存疑。

石钟乳又名钟乳石（stalactite），是碳酸钙的沉淀物，与水垢的成分类似（水垢除了碳酸钙以外，还含有氢氧化镁）。钟乳成为"仙药"，有一个渐变过程。

《本草经》并没有提到石钟乳有久服长生的功效，森立之辑《本草经》将其列为中品，可称只眼独具。但汉代也非完全没有服食钟乳者，《列仙传》说："邛疏能行气练形，煮石髓而服之，谓之石钟乳。"《名医别录》给钟乳添上了"久服延年益寿，好颜色，不老，令人有子"的功效，并告诫说："不炼服之，令人淋。"不过六朝以来炼丹的事几乎完全被道士们包揽，而道士们更看重铅汞在炉燧中的变化，如石钟乳之类的钙化物并不太受重视。陶弘景所说钟乳"仙经用之少，而俗方所重，亦甚贵"，应该是事实。

不知什么原因，唐代人特别嗜好此物。《新修本草》将石钟乳由中品调整为上品；孙思邈《千金翼方》卷二十二记载有"飞炼研煮钟乳及和草药服疗"处方六首；《外台秘要》卷三十七、三十八有《乳石论》上下两卷；柳宗元有一篇《与崔连州论石钟乳书》，赞扬钟乳之精美者："食之使人荣华温柔，其气宣流，生胃通肠，寿善康宁，心平意舒，其乐愉愉。"

我怀疑，六朝隋唐单独服用钟乳，或许是由魏晋间人服食寒食散的习惯演变而来。寒食散配方复杂，毒性亦大，后来就减省为单用钟乳一物。

　　尽管服食家奢言钟乳的养生作用，但与寒食散一样，益阳事——也就是增强性功能——才是主要目的。白居易的诗说："钟乳三千两，金钗十二行。妒他心似火，欺我鬓如霜。慰老资歌笑，销愁仰酒浆。眼看狂不得，狂得且须狂。"他在自注中说："（牛）思黯自夸前后服钟乳三千两，甚得力，而歌舞之妓颇多。"苏东坡说得更直白："无复青黏和漆叶，枉将钟乳敌仙茅。"仙茅便是益阳的要药，取与钟乳相对，说明两者的作用是相同的。

服食硫黄的习惯，或许也与五石散有关。前面提到王奎克先生的考证，《千金翼方》所记录的"五石更生散"版本，即以石硫黄取代礜石，此则又是唐代人服用硫黄的滥觞。

　　硫黄为炼丹家所需，《本草经》说"能化金银铜铁奇物"，但就像苏颂所注意到的："谨按古方书未有服饵硫黄者。本经所说功用，止于治疮蚀，攻积聚冷气，脚弱等，而近世遂火炼治为常服丸散，观其制炼服食之法，殊无本源。"苏颂的意见十分正确，服食硫黄的习惯的确开始于唐代。李肇《唐国史补》卷中云："韦山甫以石流黄济人嗜欲，故其术大行，多有暴风死者。"《旧唐书·裴潾传》称"宪宗季年颇信方士，锐于服食，诏天下搜访奇士"，裴潾上疏谏曰："伏见自去年已来，诸处频荐药术之士，有韦山甫、柳泌等，或更相称

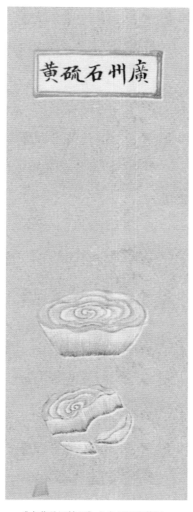

《本草品汇精要》之广州石硫黄图

引，迄今狂谬，荐送渐多。"因此可知，士大夫服硫黄的习惯开始于元和年间，而其危害可举诗歌为证。张祜《硫黄》诗："一粒硫黄入贵门，寝堂深处问玄言。时人尽说韦山甫，昨日馀干吊子孙。"韩愈也是受害者，白居易《思旧》诗有句："退之服硫黄，一病讫不痊。"

针对硫黄的毒性，唐甄权《药性论》乃说："石硫黄，有大毒，以黑锡煎汤解之。"黑锡（铅）是否能解毒不得而知，宋代《太平惠民和剂局方》之黑锡丹用硫黄补阳，配以黑锡，应该是受此说的影响。

【郑诗亮】明代流行"以人补人"，我们经常看到小说里提到这样一些药物：秋石、红铅、蟠桃酒和紫河车等。能否请您谈谈这些药物的来龙去脉？

【王家葵】明代张三锡曾在《医学六要》中说："大凡虚弱人，须以人补人，河车、人乳、红铅俱妙。"我以为，以人补人只是表象，这与内丹家以人体为炉鼎的思维方式有关，归根结底，其内在逻辑仍然是道教返老还少的"还丹"。内丹家从以自己的身体为炉鼎来炼丹，发展到假借他人的身体来炼丹。您提到的四种物件，都是用来炼制"还丹"的。秋石、红铅、乳汁、胎盘，代表生化孕育，仍然是原始思维，巫术的交感律。

先说"秋石"。秋石的历史据说可以追溯到汉代，《周易参同契》就提到："淮南炼秋石，王阳嘉黄芽。"但早期丹经所

称的"秋石"是不是炼尿而成，不能确定。一般认为明确记
录见于宋代《苏沈良方》卷六之"秋石方"。可注意的是，其
中提到，"广南有一道人，惟与人炼秋石为业，谓之还元丹"。

秋石是从小便中获得的结晶物质，主要是尿酸钙、磷
酸钙。但李约瑟坚持认为，按照秋石的制作方法，可以获得
性激素。这一说法存在争议，有人做过模拟实验。2001年左
右，中国科学技术大学张秉伦老师的一位硕士也做过秋石的
实验，用了五个配方，得出的结论是没有性激素。朱晶在其
2008年北京大学博士论文《丹药、尿液与激素：秋石的历史
研究》中得出的结论是：记载的一百四十余种秋石制作方法
中，确实存在获得活性激素的可能性。具体说法如下："古代
操作条件下可能从尿液中提取类固醇激素、蛋白质多肽激素
和氨基酸衍生物激素，一百四十二种秋石炼法中，多数所得
秋石不含活性激素，部分可得到含活性激素的秋石，部分可
能得到含活性激素的秋石；模拟实验研究结果显示部分阳炼
法所得秋石含有性激素。"

朱晶的研究非常值得赞赏。但站在古人的角度考量，他
们设计"秋石"的逻辑理路确实不是为了获得激素。不然"红
铅"里面似乎没有雌激素，那又怎么解释呢？要说雄性激素，
还不如在"以脏补脏"的思路指导下，直接吞服各种动物
的"鞭"（阴茎和睾丸），还有可能真正含有睾丸酮。要不干
脆吞服动物的肾上腺，里面含有若干种类的甾体激素（类固
醇），既有氢化可的松、醛固酮，也有脱氢表雄酮、睾丸酮、

雌二醇。

红铅是用月经制备的。"妇人月水"是一种带有巫术色彩的药物，宋代《嘉祐本草》正式著录，《本草纲目》续载，并记录别名"红铅"。李时珍对此物深恶痛绝，从《本草纲目》关于红铅的言论就可以看出来。释名项说："邪术家谓之红铅，谬名也。"集解项又说："今有方士邪术，鼓弄愚人，以法取童女初行经水服食，谓之先天红铅，巧立名色，多方配合，谓《参同契》之金华，《悟真篇》之首经，皆此物也。愚人信之，吞咽秽滓，以为秘方，往往发出丹疹，殊可叹恶。按萧了真《金丹诗》云：一等旁门性好淫，强阳复去采他阴。口含天癸称为药，似恁泇沮枉用心。呜呼，人观此，可自悟矣。凡红铅方，今并不录。"

红铅的做法，明代方谷《本草纂要》卷八"红铅"条说："铅，味咸、淡，气平，无毒。红铅者，女子二七之首经也。以纸收之，如桃花之片，日久不变其色，是真铅也。以火炼存性，好酒服，治男子阴虚不足，腿足无力，百节疼痛，腰背酸拆，头眩眼花，自汗虚热，咳嗽无痰，小便频数；或精神短少，遗精梦泄；或魂魄飞扬，梦寐惊惕，是皆阴虚不足之症，用此真阴之剂补之。大抵红铅补于阴，秋石补于阳。阴有所亏，采阴之精而补之；阳有所损，炼阳之精而实之，此全阴阳之大体也。吾闻仙家有云：采阴补阳真妙诀，红铅秋石为奇药。有人采炼得天真，寿延一纪不须说。"

明代皇甫嵩《本草发明》卷六说："红铅，性温、热。

取童女首经为妙，二三度者次之。以法取炼，真能续命回元。合秋石制服，尤妙。"其制作方法明代本草记载很清楚，这里就不详述了。至于鼓吹红铅者，如卢之颐《本草乘雅半偈》指责李时珍："濒湖未见神奇，徒自妄诋。"

乳汁美其名曰"蟠桃酒"，这是象形兼会意。胎盘名曰"紫河车"，《本草纲目》解释："丹书云：天地之先，阴阳之祖，乾坤之橐籥，铅汞之匡廓，胚胎将兆，九九数足，我则乘而载之，故谓之河车。其色有红、有绿、有紫，以紫者为良。"这两味药物的使用历史悠久，也都被明代方术家神秘化了。

国人的"补养习惯"，我是不以为然的。从药理学的角度讨论药物，用药目的有三：治疗、预防、诊断。治疗用药是大宗，预防用药尤其要权衡利弊，在安全性与有效性之间做出决策。甚至，以中医的立场，药物"以偏纠偏"，长期使用具有"偏性"的药物，也非所宜。"有病治病，无病强身"的东西基本不存在。

【郑诗亮】《红楼梦》当中提到林妹妹常服用人参养荣丸，薛宝钗常服用冷香丸，能否请您谈谈这些药物，它们有药理基础吗？

【王家葵】《红楼梦》中的人参养荣丸与冷香丸是作者根据情节发展需要设计的。好比一篇小说中的桥段：主人公翻弄手提袋，掉出一盒"百忧解"——于是读者便知道，此人患有"抑郁症",这是小说作者为情节发展所做的铺垫。小说的研究者,如果因此去考究作者的医学涵养;或竟因此去分析主人公使用百忧解(氟西汀)还是帕罗西汀更加恰当;乃至追问,主人公咋个不用左洛复(盐酸舍曲林)呢?那真是煞风景得很——而红学研究,似乎就是这样的。

人参养荣汤是宋代的医方,治疗脾肺气虚、荣血不足,有气血双补之功。至于"冷香丸"则是作者臆造的。可注意的是,《红楼梦》为冷香丸设计了一种十分复杂的制作程序,很具有"仪式性",可产生类似于宗教的神圣感。

可以用其他两个医方稍做类比。《医心方》卷二十六延年方第一引《太清经》服枸杞方:"正月上寅之日取其根,二月上卯之日捣末服之;三月上辰之日取其茎,四月上巳之日捣末服之;五月上午之日取其叶,六月上未之日捣末服之;七月上申之日取其花,八月上酉之日捣末服之;九月上戌之日取其子,十月上亥之日捣末服之;十一月上子之日取其根,十二月上丑之日捣末服之。"又《证类本草》卷六"菊花"条引玉函方之"王子乔变白增年方"云:"甘菊,三月上寅日采,名曰玉英;六月上寅日采,名曰容成;九月上寅日采,名曰金精;十二月上寅日采,名曰长生。长生者,根茎是也。四味并阴干百日,取等分,以成日合捣千杵为末,酒调下一钱匕。以蜜丸如桐子大,酒服七丸,一日三服。百日身轻润泽;服之一年,发白变黑;服之二年,齿落再生;服之三年,八十岁老人变为童儿,神效。"

可以看出，这些都是通过复杂的仪式让药物神圣化。至于曹雪芹想用"冷香丸"暗示什么，留给"红学家"们去索隐吧。

【郑诗亮】古代小说当中常常把人参、何首乌、灵芝当作延年益寿的灵药，这些药物真有那样的功效吗？

【王家葵】很高兴你说到何首乌。何首乌与人参、灵芝不同。人参是有药效的，但滥用之后，也会发生人参滥用综合征，消化道出血，有致死的报告。灵芝口服虽然可能没什么实际活性，但似乎也没有很严重的不良反应。唯独何首乌是个例外，它在百姓生活中日用而不知——不是日用有益而不知，而是日用有害而不知！何首乌直到唐代才出现，唐人李翱写了篇《何首乌传》，收入《证类本草》："昔何首乌者，顺州南河县人。祖名能嗣，父名延秀。能嗣常慕道术，随师在山。因醉夜卧山野，忽见有藤二株，相去三尺余，苗蔓相交，久而方解，解了又交。惊讶其异，至旦遂掘其根归。问诸人，无识者。后有山老忽来。示之。答曰：子既无嗣，其藤乃异，此恐是神仙之药，何不服之？遂杵为末，空心酒服一钱。服数月似强健，因此常服，又加二钱。服之经年，旧疾皆愈，发乌容少。数年之内，即有子，名延秀；秀生首乌，首乌之名，因此而得。生数子，年百余岁，发黑。有李安期者，与首乌乡里亲善，窃得方服，其寿至长，遂叙其事。"

何首乌的名字格外害人，因为叫"首乌"，遂一直被认为是返老还童、乌发的灵丹妙药，不管是膏方还是丸剂，只要治疗衰老白头的处方，都少不了它。但是，从植物学的角度来看，何首乌和泻药大黄同属蓼科，它也含有与大黄类似的蒽醌，可致腹泻，对年老体衰的人效果尤其显著。按照中医的逻辑，腹泻会让人体虚，所以需要炮制，蒸煮晒干，乃至九蒸九晒，也就是刚才说到的"仪式化"操作，做出来的成品叫"制首乌"。

可是，就是这样用了一千多年的何首乌，当然也包括经过"仪式化"处理的制首乌，却有很严重的肝脏毒性。你问，一千多年的临床实践，难道不足以了解何首乌的毒性？确实是这样的，没有统计学帮忙，医生对散在病例的观察，其实很难全面了解药物的治疗作用和毒性反应。制首乌毒性是不是小点呢？是的，可未必是好事。有一份报告说，制首乌蒽醌、鞣质含量不高，对肝的损害相对较小，但因为损害出现较晚，病人使用的时间反而更长，同样也会引起严重的毒性反应。

许多药物，若事先不知道它的危害，使用一辈子也未必能了解其毒性。我的意见，如果不经过规范的临床试验，除非在用药后短时间内出现强烈伤害，一般是三天左右，医生或患者，才比较有可能意识到，中毒与用药之间存在因果联系。这样我们就容易理解，为什么古人服食铅丹、水银，竟然乐此不疲——因为中毒要在几年乃至几十年以后才逐渐暴露。何首乌也是如此，这才是真正的"服食求神仙，多为药所误"呢。

【郑诗亮】宋代朝野都好香药，沈括曾经记载说，宋朝官员在皇帝面前奏答时会口含鸡舌香，这是什么药物？宋代流行的香药还有哪些？

【王家葵】鸡舌香就是丁香，干燥的花蕾叫作"公丁香"，果实是"母丁香"。汉代就有人用来含在口中，以防口臭，皇帝也常用来赏赐大臣。到了宋代，宋人笔记里的记载特别多。这究竟是怎么回事呢？从医学上来说，口腔有异味，主要两方面原因，一是内科疾病，如糖尿病、肾病、肝病等；另一种情况更加常见，就是口腔疾病，如牙周病、龋齿等。古人当然有洁齿措施，但真的不完善，口腔清洁做得不是很好。虽然我们从印度人那里学来了嚼杨枝，还有用盐或某些活性炭物质擦牙齿，也有牙刷，但直到今天，中国人的口腔保健还是比西方人差得多，比如我们绝大多数人不知道牙线为何物——牙缝里残留的食物残渣发酵，是口腔异味的一个重要来源，在口腔的厌氧环境里，这种残渣也是引起龋齿的一个重要原因。

话题回到丁香。如果你去补牙的话，就会发现，医生把你的牙齿钻开以后，使用的填充物里面就有丁香油。丁香油是丁香的挥发油，主要成分是丁香酚，有很强的抗菌作用，另外还可以止疼。由此设想，古人口含丁香，其实也起到了抑杀口腔细菌的作用，而不仅仅是通过辛香来消除口腔异

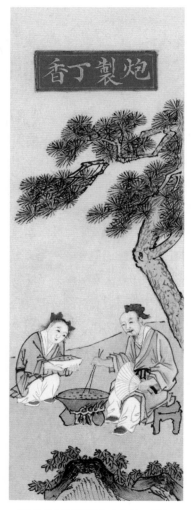

《补遗雷公炮制便览》之炮制丁香图

味；当然辛辣刺激，或许还能让口腔产生"清爽"的感觉。

有关宋代香药研究的专题论文很多，我对此关注较少，就不做门外之谈了。

【郑诗亮】《后汉书》中记载华佗用麻沸散实施外科手术，明清小说当中经常出现蒙汗药，《水浒传》"智取生辰纲"中，晁盖等人用蒙汗药麻翻了杨志，那么，蒙汗药究竟是真是假？

【王家葵】麻沸散的研究很多，基本结论是毫无问题的。古代骨科、皮肤科手术，为了避免让病人感到痛苦，先要让病人饮用麻沸散。有一篇文献，万方、宋大仁、吕锡琛合著的《古方麻沸散考——兼论〈华佗神医秘传〉的伪托问题》，资料很丰富，广泛征引文献，确定唐宋以来的麻沸散使用的主要材料是洋金花（又称押不卢花）和坐拿草。坐拿草载《本草图经》，与洋金花一样，都是茄科曼陀罗属的植物，含有东莨菪碱，这是20世纪70年代热闹一时的"中药麻醉"的主要成分，具有镇静催眠麻醉作用。至于华佗使用的麻沸散，一般认为用的是毛茛科乌头类的植物，利用乌头碱的中枢毒性。

"智取生辰纲"里面说到的蒙汗药其实只见于小说，子史书记载甚少，仅从《普济方》中检索到一条："（以白扁豆）治蒙汗毒，目瞪不能言，如醉。"但这种蒙汗药应该有其生活来源。比如氯仿，以前也是用作麻醉的，小说里面就演绎说，强盗用一块浸满了哥罗芳（Chloroform）的纱布蒙在人的嘴上，然后打劫。氯仿用于手术麻醉时，就是"麻沸散"，抢劫的时候就变成了"蒙汗药"。

　　似乎少有人知道，"蒙汗药"真的就是不出汗的意思。洋金花里面含有阿托品和东莨菪碱，都是副交感神经M受体阻断剂。M受体控制外分泌腺，如汗腺、泪腺、唾液腺的分泌，阻断M受体，腺体分泌减少。比如内脏绞痛，注射阿托品后，疼痛迅速缓解，但会明显口干。回到智取生辰纲的场景，当时是大热天，酒里面加了蒙汗药，军士吃了酒之后，就像注射了阿托品一样，全身的汗一下子就没了。或许这就是"蒙汗"的本意——不出汗。

　　【郑诗亮】古代小说当中经常出现一些媚药或者说春药，譬如《赵飞燕外传》中，赵飞燕的妹妹进献给汉成帝的"眘衈胶"，又如《开元天宝遗事》中安禄山进献给唐玄宗的"助情花香"，明清小说里更是出现大量春药的记载，这些药物真的有效吗？

　　【王家葵】先说眘衈胶或者助情花香，它们针对的无疑是男性勃起功能障碍。性医学研究得已经很清楚了，影响男性勃起功能的，大约有这样一些因素：年龄；疾病，比如糖尿病；某些药物，比如利血平；心理因素，比如焦虑。可以明确的是，在育亨宾（Yohimbine）被发现之前，没有任何一种药物能够真正改善病理性勃起功能障碍。阳痿的发生本来就有心理的原因，即便是生理原因，也会在一次或多次失败之后，形成很严重的心理阴影，并伴有强烈的焦虑，而焦虑又加重功能障碍。所以，我理解，古书记载的这些媚药恐怕主要是起到心理安慰的作用。后来有了西地那非（伟哥），育亨宾也趋于淘汰，副作用太大的缘故。

催情药的定义很含混，按照小说描述，大约可以使"被"用药者陷入意乱情迷的状态。性兴奋是由生理、心理引起的双重反应，按照性医学研究，小说中那种催情剂应该是不存在的；至于药物的"催情效应"，或许也与暗示或者环境诱导有关，其中的心理学的问题，非我所熟悉。

你没有问，但我想附带一说的是"守宫砂"。有关守宫砂的传说很多。《太平御览》卷九百四十六引《淮南万毕术》说："守宫饰女臂，有文章。取守宫新合阴阳者，牝牡各一，藏之瓮中，阴干百日，以饰女臂，则生文章。与男子合阴阳，辄灭去。"又云："取七月七日守宫阴干之，治合，以井花水和，涂女人身，有文章，则以丹涂之，不去者不淫，去者有奸。"看似很厉害的样子，其实是逗你玩的。这不过是古代"直男癌"们关于"处女情结"的意淫，当然也可能在一定程度上起到吓唬女性、保守贞操的作用。守宫砂如此，眘衈胶、助情花香之类，亦复如是。

【郑诗亮】古人常用哪些避孕药？我们从宫斗小说、影视剧中看到的，用药贴在肚脐上即可避孕，还有喝一碗药汤

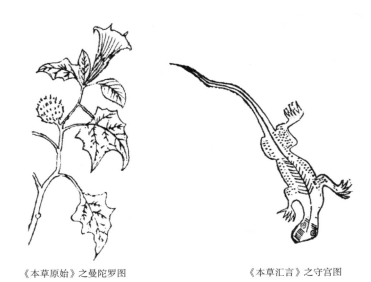

《本草原始》之曼陀罗图　　　　　　　《本草汇言》之守宫图

就马上流产，这些都是真的吗？

　　【王家葵】先说堕胎药的问题。中医十分强调妊娠期间要避免使用损伤胎元的药物，比如攻下、逐水、破血、开窍的药物。那么，这些药物能不能堕胎呢？麝香是一个选择，这是可以堕胎的。但古人说得比较夸张，夸张到什么程度，说一个人用麝香熏了衣服，走近一个怀孕的妇人，她就流产了。如果真是这样，那么引产就不再是个难题了。从药理研究来看，麝香酮确实引起宫缩，有引产作用；但作为引产药，作用似乎还不够剧烈。现代研究者从天花粉中提取植物蛋白，用作引产。临床主要是注射给药，也有羊膜腔内注射，确有效果。从动物实验的情况推测，提取液直接阴道给药也会有效——但古人似乎不知道这个"秘方"。必须强调，天花粉蛋白的引产作用，主要基于免疫反应，过敏反应风险太大，甚至有过敏性休克致死的可能。

再说避孕药。贴肚脐避孕，哦，不，那是治痔疮——开玩笑。避孕药是一个世界级的难题。我恰好对此有一点点了解。很多年前，有一本《药理学》教材的避孕药章节分给我写，为此查了不少资料。当时就感到，对避孕药来说，安全性和有效性的要求之高，超乎想象。先说安全性。因为使用的人群实在太广，故要求绝对没有损害。直到今天，女性避孕药，主要是雌激素和孕激素复合物那一类，都还存在争

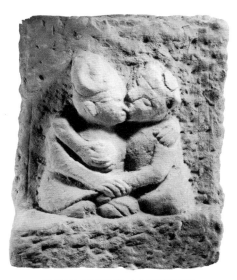

四川彭山550崖墓出土之秘戏石刻图

议；尽管很多研究都表明，在推荐剂量范围内，即使长期使用这类避孕药，女性子宫癌、乳腺癌也没有增加趋势，但质疑者依然很多。再说有效性。避孕药的要求很明确，就是避免怀孕，失败率哪怕只有千分之一也不行，因为对当事人来说这就是百分之百的事情。还有一条很重要，停药之后可恢复，也就是可逆性。至于小说中提到的那些避孕方法，没有一个靠谱的。但如果撇开安全性，只谈有效性，如雷公藤、昆明山海棠之类，对生殖系统影响极大，尤其是对雌性生殖系统，可引起月经紊乱、排卵延迟等，也部分损害雄性生殖系统，由此当然可能导致不孕不育，但这是生殖毒性，显然不能作为避孕药使用。一个可能作为男用避孕药的是棉酚，从棉籽油中提取，能够抑制生精上皮，有杀精作用，但在安全性和可逆性上，似乎还存在一些问题。

后 记

屠呦呦老师因为青蒿素的贡献，荣获2015年诺贝尔生理学或医学奖，借此东风，本草学术一下子成了热门。承刘淑丽老师的美意，我在《文史知识》上开了一个为期一年的小专栏，介绍历代本草。于是按照时间先后，结合本草学术发展中有代表性的问题，初步选定十二部本草，写作中又觉得区区十二本书不足以概括本草全貌，乃扩充到十八部，从汉代《神农本草经》一直到清代《植物名实图考》。原计划以民国成书的《增订伪药条辨》殿后，兼讨论药物的真伪优劣问题，又觉得专业性太强，未必符合一般读者的口味，于是作罢。

说到"读者"，这一系列文章并不打算写给中医药学研习者——有更深刻的著作如《本草学》《历代中药文献精华》《中国本草要籍考》供他们参考——而是针对文科研究者和文科爱好者立言。古代药物学与博物学颇有交错，本草著作中也因此保存许多医药以外的信息，现代文理学科之间的隔阂，这些内容不太被文科学者留意。

举个例子。杜甫诗"江莲摇白羽，天棘蔓青丝"，后一句历代注家聚讼纷纭，乃至有改为"天棘梦青丝"者。按，天门冬一名颠棘，《尔雅·释草》"髦，颠蕀"，郭注云："细叶有刺，蔓生，一名商蕀。《广雅》云女木也。"据《说文》云："髦，发也。"如果熟悉百合科天门冬*Asparagus cochinchinensis*的植物学特征，就很容易理解《尔雅》以"髦"称颠棘，这是形容天门冬纤弱的叶状枝婆婆的样子，杜甫诗中"蔓青丝"三字，实暗用《尔雅》与《说文》。至于"天棘"一名，确实不见于唐以前文献（此所以宋人为之聚讼），但究竟是杜甫为了和上句"江莲"对仗工整生造出来的词汇，还是偶然误记，不得而知。《本草纲目》据此为天门冬增加别名"天棘"，李时珍的解释殊近情理："或曰天棘，《尔雅》云'髦，颠棘也'，因其细叶如髦，有细棘也。颠、天，音相近也。"

我很希望隐含在本草书中的文化细节能引起研究者注意，所以在《文史知识》连载的时候，栏目用"本草文化撷谈"作为标题。但毕竟枯燥的本草书与"文化"相去甚远，小文章结集的时候，改题为"本草文献十八讲"——学科史不外乎由人物、事件、著作构成，对本草学术而言，人物、事件多数保存于本草著作之中，因此拈《神农本草经》引起本草起源的话题，用《新修本草》代表官方介入，以《证类本草》讨论本草文献之层叠累加，择《滇南本草》来说明民间草药，如此以各类本草书串联而成。为了稍稍增加本书的趣味性，附录一篇"漫谈中国古典文学中的药物"，这是郑诗亮兄的访谈脚本，整理后发表在《东方早报》（2015年12月6日），收入本书时略有修订。

　　写作中颇咨询郑金生教授的意见，唐宋史料问题曾请教于赓哲教授、范学辉教授，谨致谢忱。

2017年5月23日